증상별 4주 걷기 프로그램

국립중앙도서관 출판시도서목록(CIP)

증상별 4주 걷기 프로그램
유아사 가게모토 지음 ; 박재현 옮김
. -- 서울 : 안테나 : 마티, 2015
p.152 ; 152x208 mm

원표제: スポーツ科学のプロが教える 体の不調を改善するための症状別ウォーキング
원저자명: 湯浅景元
권말부록 수록
일본어 원작을 한국어로 번역

ISBN 979-11-86000-13-7 13510 : ₩9800

걷기 운동[--運動]

517.32-KDC6
613.7176-DDC23
CIP2015010880

Four Weeks Walking

내 몸에 맞는 치료 걷기 　　　　　유아사 가게모토 지음 | 박재현 옮김

증상별 4주 걷기 프로그램

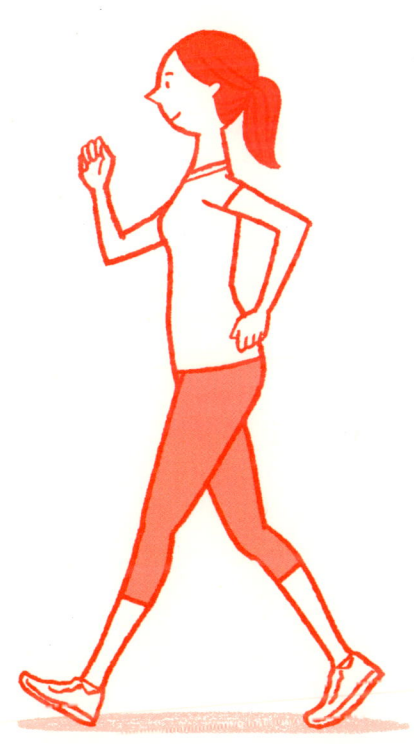

들어가는 글

마법처럼
당신을 변화시키는
바른 걷기 방법

'난 많이 걷는 편이야. 평소 많이 걸어 다니는 사람들은 만족스러운 얼굴로 이렇게 자신한다. 하지만 여기엔 함정이 도사리고 있다. 자세가 잘못된 걷기는 어깨와 목, 무릎과 허리 등의 통증을 비롯해 오히려 문제를 일으킬 수 있다. 자세뿐만 아니라, 걷기에 효과적인 시간대도 사람에 따라 다르다.

혈압이 높은 사람이라면 아침 시간은 피하는 것이 좋다. 반면에 우울증을 떨쳐내고 싶은 사람이라면 하루 중 아침 시간대가 가장 적합하다. 혈압, 당뇨, 우울증, 척추나 관절의 이상 등등 자신의 증상에 따라 걷는 시간을 적절하게 선택해야 한다. 자세와 시간, 그리고 '강도' 또한 중요하다.

유전적인 이유로 심장 쪽 질환을 걱정하는 사람이라면 천천히 걷는

워킹으로는 효과를 별반 기대할 수 없다. 심장을 튼튼하게 하기 위해선
강도 높은 파워워킹을 추천한다. 불면증으로 힘들다면 산책에 가까운
약한 강도로 늦은 밤에 걷기를 권한다.

움직이지 않는 것보다야 걷는 것이 도움되겠지만, 단순히 오래 걷는다고
그만큼의 효과를 볼 수는 없다. 걷기로 큰 운동 효과를 얻으려면
몇 가지 정보를 알아둘 필요가 있다. 자신의 몸 상태에 적합한 걷기
요령을 알아두면 운동하는 시간에 비해 큰 효과를 경험할 수 있다.

나는 이 책에 바른 걷기(워킹) 자세, 증상에 따른 적절한 시간과 강도,
그리고 문제를 개선할 수 있도록 증상별 4주 프로그램을 소개했다.
이미 걷고 있는 사람도, 조만간 시작하려고 작정한 사람도,
이 책을 통해 바른 걷기 방법을 익혀 더 큰 효과를 얻기 바란다.

차례

들어가는 글
4 마법처럼 당신을 변화시키는
바른 걷기 방법

CHAPTER 1
바르게 걷기

10 나의 걷기 자세는 어떨까
12 잘못된 팔 흔들기, 어깨 통증을 유발한다
14 발끝부터 디디지 않는다
16 무릎을 굽힌 채로 착지하면 무릎이 상한다
18 자기도 모르게 거북목이 되는지 수시로 확인한다
20 손을 잘못 쥐고 걸으면 손가락이 다친다
22 상체가 뒤로 젖혀지지 않도록 주의한다
24 무리한 보폭이 허리 통증을 일으킨다
26 오르막길과 내리막길에서 주의할 점
28 다리와 발을 바르게 움직인다
30 상반신을 곧게 세운다
32 팔은 비스듬히 앞뒤로 흔든다

CHAPTER 2
걷기를 위한 기본 체력 다지기

36 근력을 유지하기 위한 운동
38 걷기는 몇 시간이라도 가능하다
40 로코모티브 증후군 예방
42 다리 힘을 유지한다
44 하반신 관절의 유연성을 유지한다
46 균형 능력을 유지한다
48 민첩성을 유지한다

CHAPTER 3
체내시계에 맞춘 자신만의 워킹

52 체내시계에 맞춘 건강 만들기
54 이른 아침 워킹으로 체내시계 리셋하기
56 오후 워킹은 활기차게
58 밤 시간 워킹은 후끈후끈하게

CHAPTER 4
나에게 적절한 운동 강도와 시간

60 적절한 강도와 시간의 조합
62 속도로 워킹 강도 파악하기
64 맥박으로 워킹 강도 파악하기
66 호흡으로 워킹 강도 파악하기
68 고령자라면 전속력으로 짧게 걷기
70 골다공증을 예방하는 쿵쿵 발 구르기

72　지질이상증(고지혈증)을
　　다스리는 빠른 워킹
74　심장병을 막는 조금 센 강도의 워킹
75　대사증후군을 다스리는 워킹은
　　근력 운동 뒤에
76　고혈압 환자는 느긋하게 산책하듯
78　자율신경실조증을 물리치려면
　　아침에 일정한 속도로
80　피로회복을 위해서는 스트레칭을 함께
82　허리가 아플 땐 배와 등 근육을
　　단련하는 워킹을
84　불면증이라면 잠자기 전 가볍게
86　인지기능 저하를 예방하려면
　　머리를 비우고 천천히

CHAPTER 5
증상별 4주 워킹 프로그램

90　도중에 좌절하지 않고 4주간 꾸준히
　　하기 위해 필요한 것
92　대사증후군에 대처하는
　　4주 프로그램
96　고혈압에 대처하는 4주 프로그램
100　지질이상증에 대처하는 4주 프로그램
104　당뇨병에 대처하는 4주 프로그램
108　골다공증에 대처하는 4주 프로그램
112　통풍 개선을 위한 4주 프로그램

116　짜증·우울 해소를 위한 4주 프로그램
120　불면증 개선을 위한 4주 프로그램
124　인지증 예방을 위한 4주 프로그램
128　요통 개선을 위한 4주 프로그램

CHAPTER 6
위험한 걷기

134　탈수증상, 열중증
136　운동 중에도 저체온증이 올 수 있다
138　워킹 중의 위험신호를 놓치지 마라
140　추운 계절 이른 아침의 워킹은 돌연사의
　　위험을 높인다
142　꼭 챙기는 사후관리

부록
144　워킹을 즐기기 위한 소품
147　통증을 예방하는 보조용품

나오며
148　걷기에 대해 생각한다

CHAPTER 1

바르게 걷기

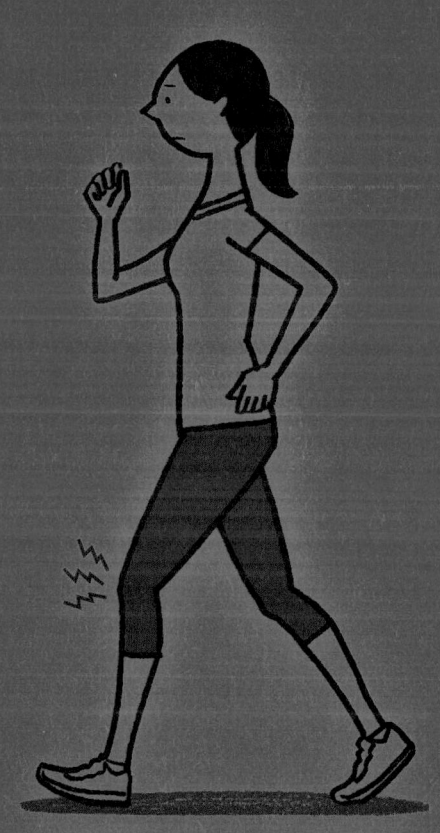

나의 걷기 자세는 어떨까

건강했으면…, 체력이 있었으면…, 이런 바람으로 걷기 운동을 시작하는 사람이 많다. 걷기가 건강에 도움이 되고 체력을 향상시킨다는 것은 많은 이들의 경험과 과학적 분석 결과로도 틀림없는 사실이다. 굳이 파워워킹이 아니더라도 공원을 산책 삼아 걷기만 해도 몸이 가벼워진다는 걸 느낀다. 그런데 열심히 걷기 운동을 하는 사람들 가운데 어깨, 목, 무릎, 허리 등의 통증을 호소하는 이들이 있다. 쓰지 않던 근육을 활용해 느껴지는 기분 좋은 뻐근함을 넘어 생활하기 불편할 정도로 통증을 느낀다면 자신의 자세를 진지하게 돌아볼 필요가 있다.

먼저, 어떤 자세로 걷는지 점검해보자. 걷기는 운동이기에 앞서 일상적인 동작이기 때문에 주의를 기울이지 않으면 무의식중에 잘못된 자세와 습관이 튀어나온다.

걷기 운동을
시작한 후

어깨와 목이 아프다.
무릎에 통증이 느껴진다.
요통이 심해졌다……

규칙적으로
파워워킹을 하더라도
자세가 잘못돼 있다면
여러 불편한 증상을
일으킬 수 있다

나의 걷기 자세를 체크해보자.

☐ 팔 흔드는 방법이 잘못되지는 않았는가? (12쪽)

☐ 착지 방법은 어떠한가? (14쪽)

☐ 무릎을 굽힌 채 걷고 있지 않은가? (16쪽)

☐ 머리를 앞으로 숙인 상태에서 걷고 있지 않은가? (18쪽)

☐ 손을 쥐는 방식은 어떠한가? (20쪽)

☐ 몸의 전체적인 자세는 올바른가? (22쪽)

☐ 무리한 보폭으로 걷고 있지 않은가? (24쪽)

☐ 경사로에서 무릎을 어떻게 쓰는가? (26쪽)

잘못된 팔 흔들기, 어깨 통증을 유발한다

일반적으로 파워워킹을 하는 동안 팔을 앞뒤로 흔들라고 하지만, 무작정 흔들면 어깨에 통증을 일으킬 수 있다. 어깨에 부담을 주지 않도록 팔을 '비스듬히' 움직이는 게 좋다. 워킹할 때 팔을 앞뒤로 흔드는 것은 균형을 유지하기 위해서다. 엄밀히 말해, 워킹은 한쪽 다리만으로 온몸을 지탱하는 상태를 걸음을 내디딜 때마다 반복하는 것이다. 한쪽 다리로만 서는 순간 균형이 깨져 쉽게 넘어질 수 있는데, 이때 팔을 앞뒤로 흔들면 균형이 잡혀 몸이 앞으로 넘어지지 않는다.

팔을 몸에 붙여서 흔들면
어깨에 부담을 준다.

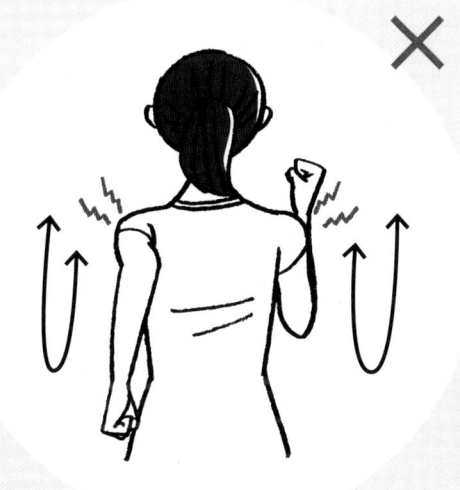

팔을 비스듬히 앞뒤로 흔든다.

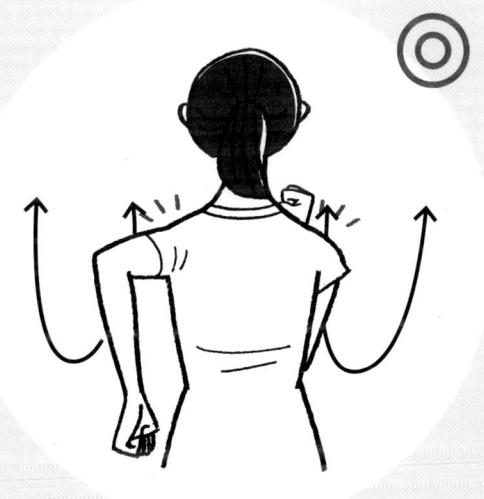

발끝부터
디디지 않는다

발에서 가장 단단한 부위는 발꿈치다. 발꿈치는 크고 튼튼한 뼈로 이뤄져 있어 충격을 견딜 수 있다. 워킹할 때 착지 순간에 체중의 무려 1.5배의 무게가 발에 실리는데, 이 엄청난 무게를 견디고 발의 부상을 막기 위해서는 발꿈치부터 착지하는 것이 좋다.

발꿈치로 착지하는 또 하나의 이유는 넘어지지 않기 위해서다. 걸을 때는 달릴 때와 달리 지면에서 발을 높이 들어올렸다가 착지하지 않는다. 두 발이 지면 가까이 떠 있다 착지하기 때문에 달릴 때처럼 발끝으로 착지하려다가는 발끼리 걸려 넘어진다.

발끝으로 착지하면
쉽게 넘어진다.

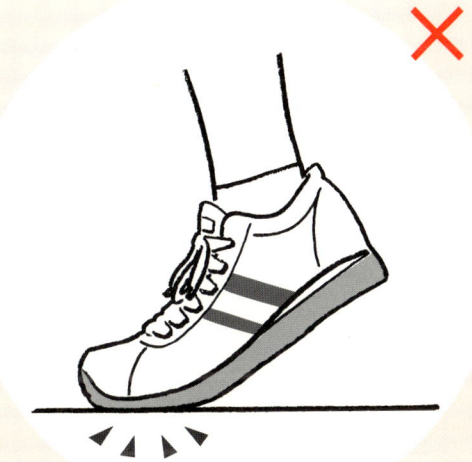

발꿈치부터 착지한다.

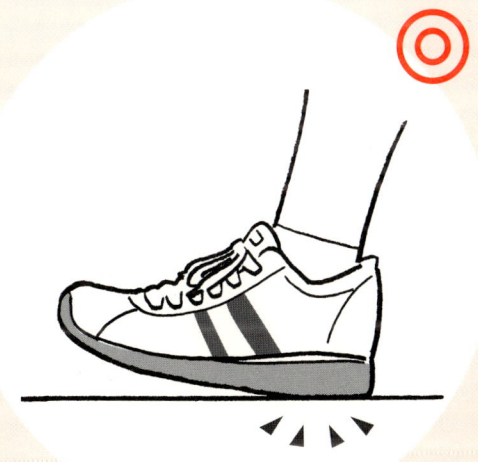

무릎을 굽힌 채로 착지하면 무릎이 상한다

워킹을 본격적으로 시작하려면, 먼저 다른 사람들의 자세를 관찰해보자. 자세가 좋지 않은 사람이 적지 않을 것이다. 어딘가 불안정해 보이고 어설퍼 보인다면, 십중팔구 착지할 때 무릎을 굽히는 습관을 지닌 사람일 것이다. 무릎을 굽힌 채 착지하면 자세가 낮아지고 보폭이 좁아져 활기찬 워킹으로 보이지 않는다. 걸을 때 무릎을 펴고 착지하면 보기에도 아름답고 무릎에 가해지는 부담도 줄일 수 있다.

어린 시절 단체 사진을 찍던 기억을 떠올려보자. 맨 앞줄에 서서 무릎을 굽힌 채 어정쩡한 자세를 취해봤던 기억이 있다면 이런 자세가 무릎에 부담을 준다는 것을 잘 알 것이다. 무릎을 굽히고 있는 것만으로도 무릎 관절을 펴고 있을 때보다 몇 배에 이르는 힘이 든다.

무릎을 구부리고 착지하면
무릎에 부담을 준다.

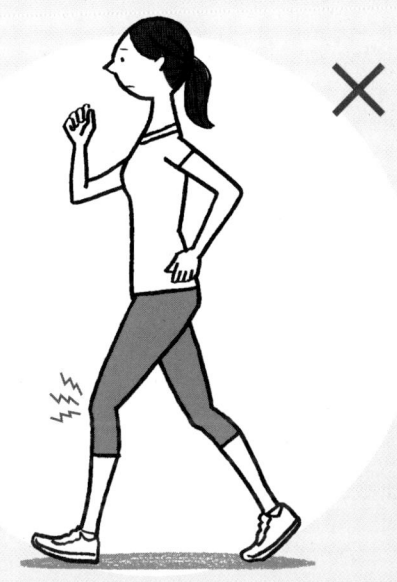

무릎을 펴고 착지한다.

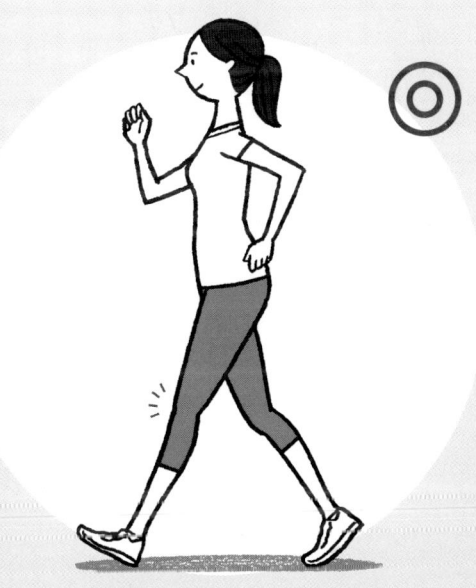

자기도 모르게 거북목이 되는지 수시로 확인한다

의자에 앉아 깜박 졸면 고개가 앞으로 툭 떨어지듯이, 머리가 앞으로 숙여지는 건 어쩌면 당연하다. 머리의 무게 중심이 앞쪽에 있기 때문이다. 앞으로 떨어지게 되어 있는 머리를 곧게 세우고 있는 데는 그럴 만한 이유가 있다. 하나는, 주위 상황을 잘 보기 위해서다. 머리가 앞으로 기울면 발아래밖에는 볼 수 없다. 다른 이유는, 목에 가해지는 부담을 줄이기 위해서다. 머리 무게는 거의 5킬로그램에 육박하는데, 앞으로 숙이고 있으면 20킬로그램 이상의 무게가 목에 가해진다. 이 정도의 중량이 끊임없이 목을 압박하면 당연히 목에 통증을 일으킬 것이다.

거리에 걸어 다니는 사람들을 유심히 보면 거북목으로 걷는 사람이 제법 많다. 이 자세로 계속 걸으면 목이 아프고 어깨에 통증을 일으킨다. 거북목이 굳어지면 여러 다양한 통증과 피로와 두통까지 유발한다. 걸을 때는 먼 곳을 바라보듯 고개를 곧게 세우고 걷는다.

거북목은 목에
큰 부담을 준다.

고개를 곧게 세우고 워킹!

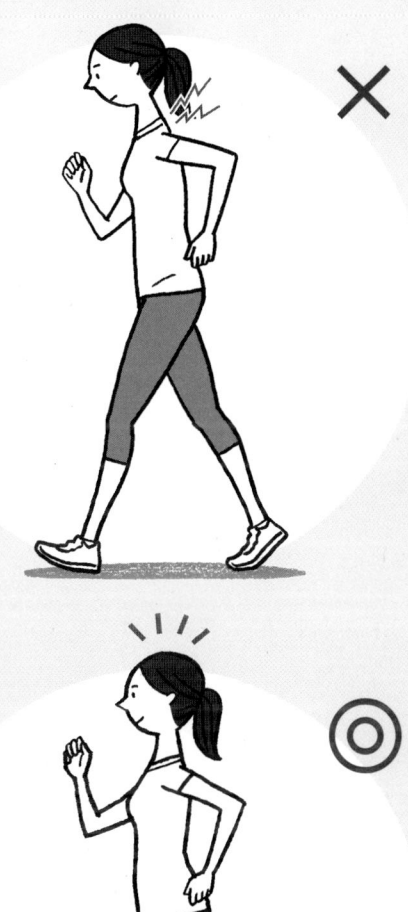

손을 잘못 쥐고 걸으면 손가락이 다친다

대부분의 운동이 그러하듯 걷기 운동을 할 때도 힘을 줄 데는 힘을 주고, 힘을 빼야 할 데는 빼는 것이 중요하다. 괜한 곳에 힘이 들어가면 근육을 긴장시키고 혈압을 높인다. 걷기 운동을 할 때 양손은 힘을 빼고 가볍게 쥐는 것이 좋다. 손을 세게 쥐거나 쫙 펴서는 안 된다. 긴장을 풀고 가볍게 손을 쥔다. 이때 엄지손가락은 바깥쪽으로 나오도록 신경 쓰자. 엄지손가락을 감싸듯이 쥐고 빠르게 걷다 보면 자신도 모르게 손에 힘이 들어가 엄지손가락 관절이 상하기도 한다.

엄지손가락을 감싸 쥐고 빠르게
걸으면 자칫 엄지손가락 관절을
다칠 수 있다.

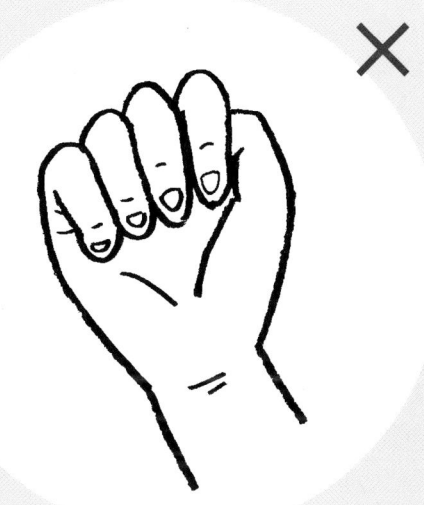

엄지손가락이 바깥쪽으로
나오도록 쥔다.

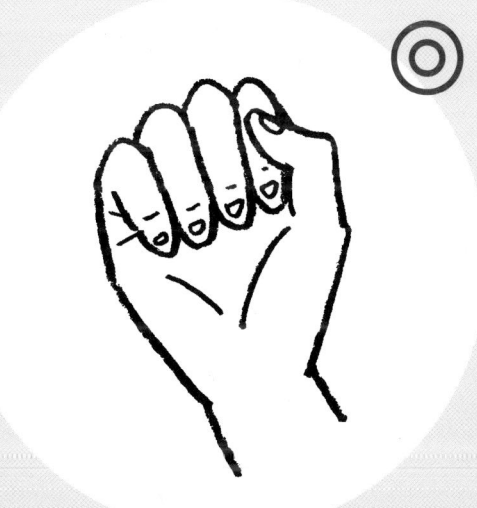

상체가 뒤로 젖혀지지 않도록 주의한다

때때로 배를 내밀고 상반신을 젖힌 채 파워워킹 하는 사람을 볼 수 있다. 대개 좋은 자세를 의식하다가 몸통이 뒤로 젖혀져 오히려 나쁜 자세가 되어버린 경우다. 등을 곧게 펴고 바른 자세로 걷는 것은 중요하다. 좋은 자세는 허리에 가해지는 부담을 줄여준다. 그러나 지나치게 좋은 자세를 의식한 나머지 상체를 너무 젖히고 걸으면 오히려 역효과를 불러온다.

상반신 무게는 체중의 약 60퍼센트인데, 서 있거나 걸을 때 이 무게가 고스란히 허리를 짓누른다. 그런데 상체를 뒤로 젖히면 허리에 체중의 2~3배의 무게가 가해지고, 이 자세로 계속 움직이게 되면 허리를 다칠 수 있다. 상체가 뒤로 젖히지 않기 위해서는 등을 펴는 동시에 배를 집어넣어야 한다. 그러면 좋은 자세를 유지할 수 있다.

상체를 무리하게 뒤로 젖힌 자세는
허리 통증을 유발한다.

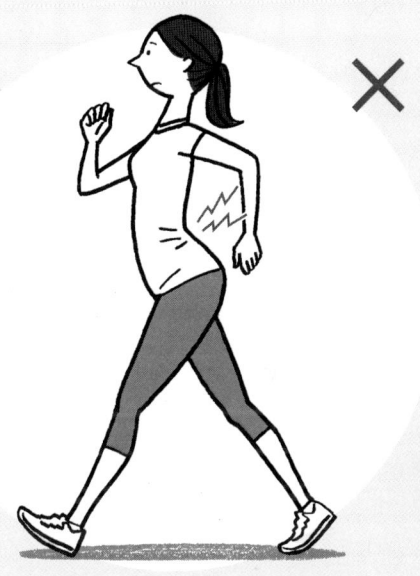

등을 펴고 배를 집어넣는다.

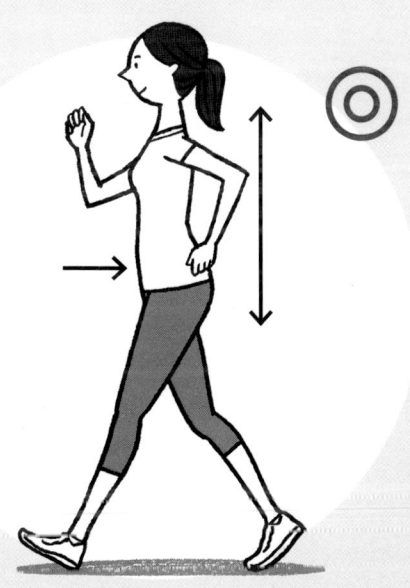

무리한 보폭이
허리 통증을 일으킨다

파워워킹을 할 때는 평소보다 보폭을 키우는 것이 좋다. 보폭이 넓어지면 전신을 이동시키는 힘이 세져 운동량이 증가한다. 이때 허리가 틀어지거나 내딛는 자세가 흐트러질 정도로 보폭이 넓어지지 않도록 주의한다. 보폭을 넓히는 올바른 방법은, 고관절을 중심으로 다리를 앞쪽으로 크게 움직이는 것이다. 이때도 무리하면 허리를 크게 비틀게 된다. 물론 허리를 천천히 비튼다면 운동이 될 수도 있겠지만 큰 보폭으로 빠르게 워킹하면 허리가 움직이는 속도도 빨라져 무리를 준다.

보폭을 무리해 넓히면
허리가 크게 틀어져
허리를 다친다.

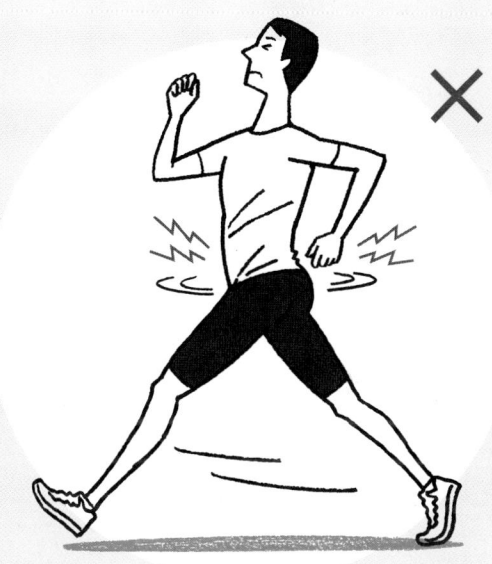

고관절을 중심으로
다리를 크게 움직여서
보폭을 넓힌다.

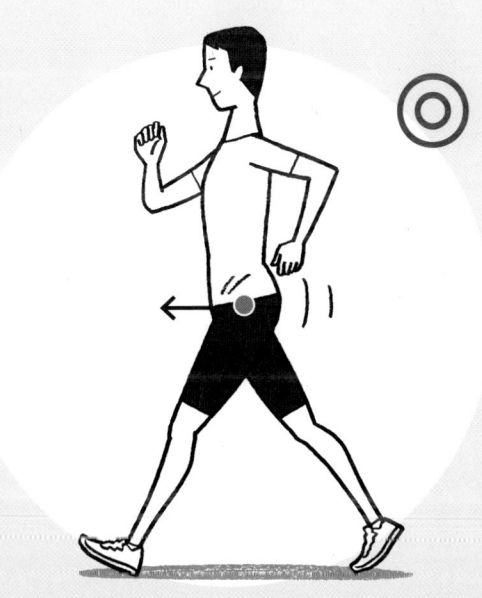

오르막길과 내리막길에서 주의할 점

경사로를 걸을 때의 자세는 평지를 걸을 때와 조금 달라져야 한다. 오르막길에서는 보폭을 신장의 3분의 1 정도로 줄인다. 발바닥을 지면에 디뎠다가 올릴 때는 무릎을 굽혀 조금 높게 들어올린다. 몸의 균형을 유지하면서 발꿈치로 확실히 디디고 난 후 다음 걸음을 내딛는다.

내리막길에서는 상체를 곧게 세우고 뒤쪽 발로 천천히 지면을 차며 앞쪽 발로 무게중심을 옮긴다. 앞쪽 발은 무릎을 약간 굽혀 체중을 온전히 받은 뒤에 천천히 무릎을 펴면서 지면을 차고, 다음 걸음을 내딛는다. 평지와 달리 경사진 길에서는 무릎을 조금씩 굽혀 무릎과 허리에 실리는 부담을 줄여준다. 앞뒤로 팔을 흔드는 폭도 평지를 걸을 때보다 커지지 않도록 주의한다. 발걸음에 맞춰서 자연스럽게 팔을 흔드는 게 좋다.

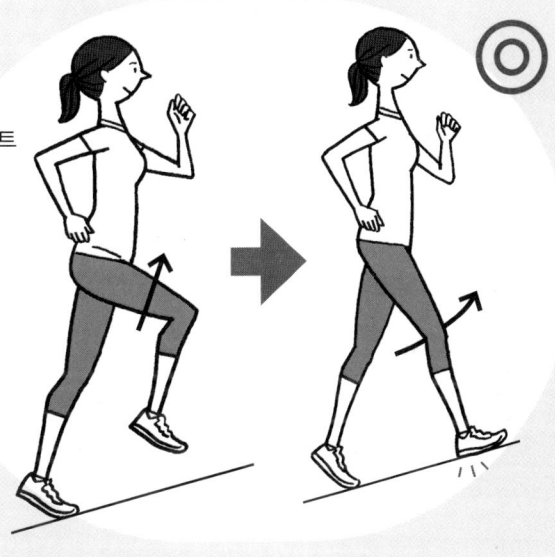

오르막길에서는 무릎을
조금 높게 드는 것이 포인트

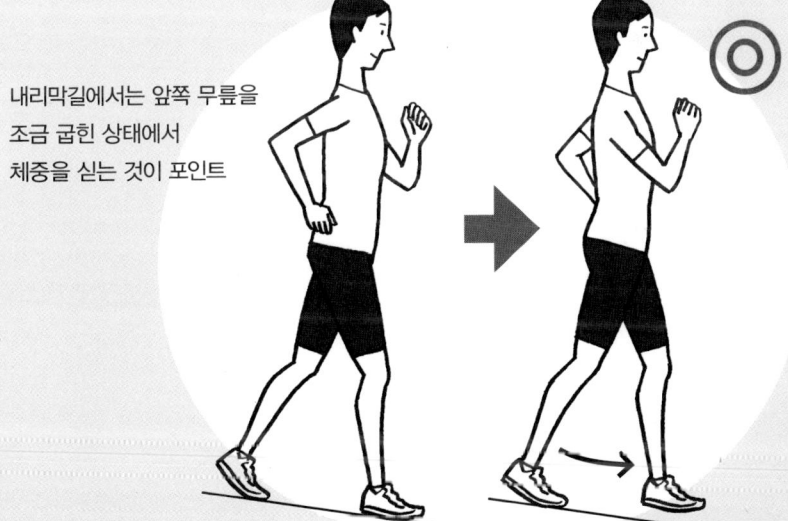

내리막길에서는 앞쪽 무릎을
조금 굽힌 상태에서
체중을 싣는 것이 포인트

다리와 발을
바르게 움직인다

스포츠과학은 물론 해부학 등 전문분야에서는 일반적으로 다리와 발을 구별한다. 각기 고유한 역할을 맡고 있기 때문이다. 걷기 운동으로 제대로 효과를 보려면 몸에 무리를 주지 않는 바른 방법으로 다리와 발을 움직여야 한다.

다리는 고관절부터 발목에 이르는 부분, 발은 발목부터 신발 속으로 들어가는 부분을 가리킨다. 다리는 큰 근육이 붙어 있어 온몸을 지탱하거나 이동시키는 데 필요한 큰 힘을 낸다. 한편 발은 착지 충격을 발꿈치로 받아내어 발바닥(아치 부분)에서 그것을 완화하고, 발가락으로 신체 균형을 잡으면서 바닥을 차는 역할을 맡는다.

걷기 운동은 체중이 발꿈치→발바닥(아치 부분)→발가락 순으로 이동하면서 다리 근육으로 온몸을 지탱하며 이동하는 동작이다. 완만한 오르막길에서 연습하면 다리와 발의 올바른 사용법을 쉽게 익힐 수 있다.

걷기 운동할 때의 바른 발 자세

발꿈치→발바닥(아치 부분)→발가락 순으로 체중을 이동시킨다

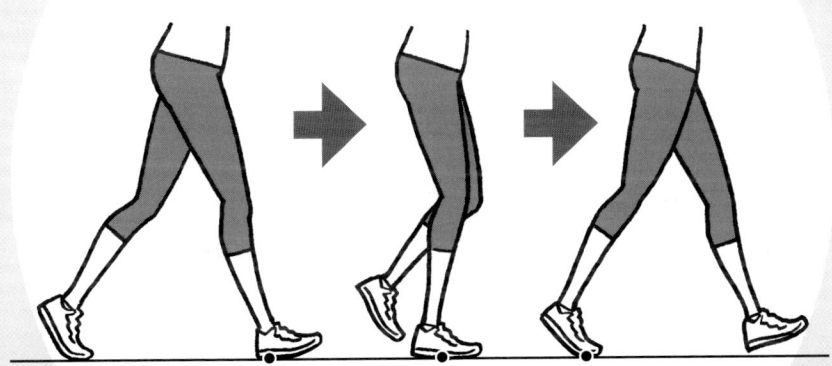

상반신을
곧게 세운다

앞으로 팔을 내밀어 야구방망이를 세워서 들고 있을 때는 방망이의 무게를 거의 실감할 수 없다. 그런데 방망이를 앞이나 뒤, 좌나 우로 기울이는 순간 더 무겁게 느껴진다. 이와 같은 일이 우리 몸에 늘 일어난다. 상반신을 곧게 세우면 허리에는 상반신 무게만이 실린다. 그런데 상반신을 앞이나 뒤, 좌나 우로 기울인 자세로 서는 순간 허리에는 상반신 무게 이상의 중량이 가해진다. 어떤 자세를 취하는가에 따라서 무게에 차이가 있는데, 때로 상체 무게의 약 2배 중량이 허리에 실리기도 한다. 상체 무게는 체중의 약 60퍼센트에 달하니 체중이 60킬로그램인 사람이라면 72킬로그램의 무게가 허리에 실리는 셈이다. 이 상황이 오래가면 당연히 요통이 생긴다.

단 몇 분을 걷더라도 허리에 부담을 주지 않도록 상체를 바르게 세우고 걷는다. 이때 상체가 뒤로 젖혀지지 않도록 주의하자. 허리가 아닌 가슴을 젖히는 듯한 기분으로 허리를 펴면 상체가 똑바로 세워진다.

바른 상반신 자세

허리가 아닌 가슴을 살며시 젖힌다.

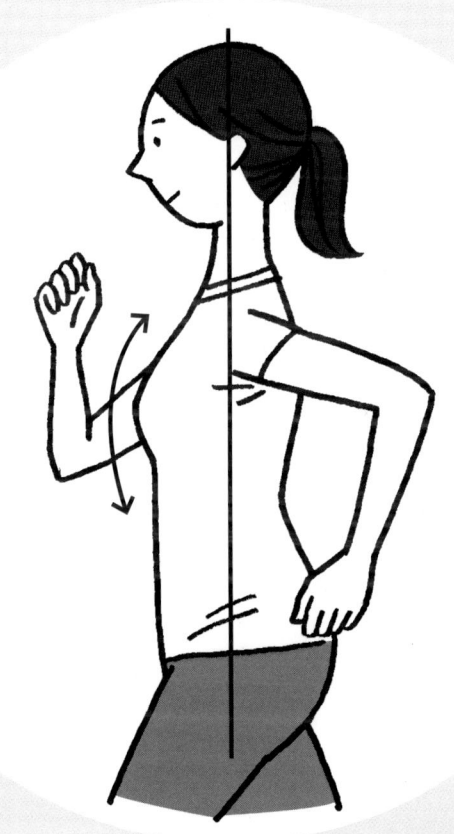

팔은 비스듬히
앞뒤로 흔든다

회전의자에 앉아 양발을 든 채 파워워킹 하듯 팔을 앞뒤로 힘차게 흔들어보자. 오른팔을 앞으로 내밀면 허리 왼쪽이 앞으로 나온다. 반대로, 왼팔을 앞으로 내밀면 허리 오른쪽이 앞으로 나온다. 우리 몸은 걸을 때 이런 식으로 움직인다. 팔을 앞으로 더 많이 뻗으면 반대쪽 허리가 더 많이 움직이면서 자연스럽게 보폭이 커진다. 보폭이 큰 파워워킹은 운동량을 증가시켜 지방을 더 빨리 연소시키고 심장 혈관을 강화해주고 지구력을 높여준다. 다시 한 번 어떻게 팔을 흔들어야 몸에 무리를 주지 않고 운동 효과를 극대화할 수 있는지 보자.

손을 가볍게 쥐고 팔꿈치를 직각으로 굽힌다. 팔을 비스듬히 앞으로, 비스듬히 뒤로 흔든다. 이런 식으로 팔을 흔들면 어깨에 가해지는 부담이 적어지고, 균형을 유지할 수 있다.

바른 팔 자세

손은 가볍게 쥔 채 팔꿈치는 직각으로 굽히고, 비스듬히 앞뒤로 흔든다.

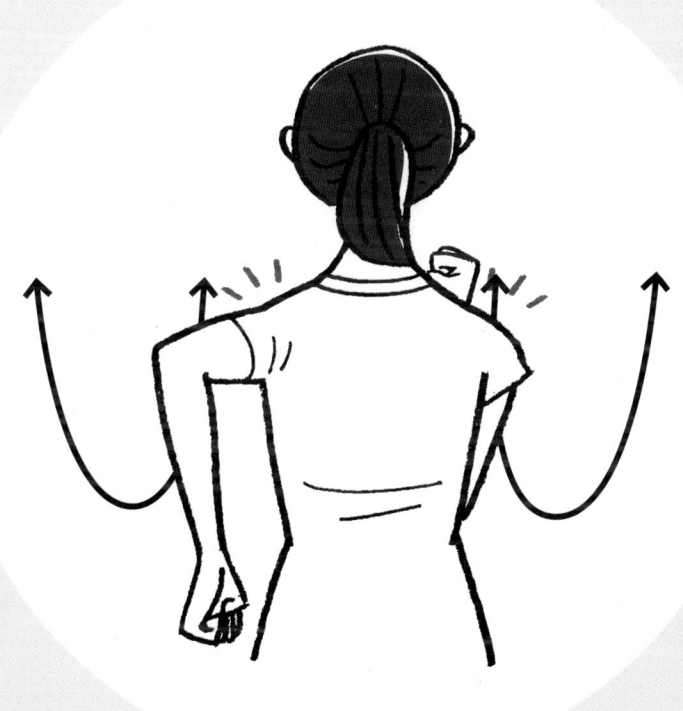

CHAPTER 2

걷기를 위한 기본 체력 다지기

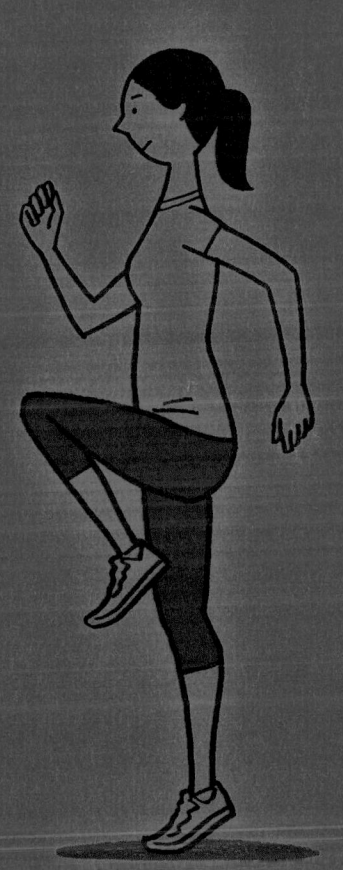

근력을
유지하기 위한 운동

일반적인 걷기 운동을 할 때 다리 근육이 얼마만큼의 힘을 발휘하는지 측정해보았다. 그 결과 평지를 걸을 때는 빠른 속도로 걷는다 해도 최대 근력의 20퍼센트 정도밖에 힘을 내지 않았다. 그러나 인체 근육은 최대 근력 50퍼센트 이상의 힘으로 운동하지 않으면 강화할 수 없다. 발휘하는 힘이 최대 근력의 40퍼센트 이하라면, 현재 근력을 유지하기도 어렵고 나이가 들면서 생기는 근력 약화를 늦추기 어렵다.

근력을 유지하기 위한 운동은 어떤 종류의 힘을 기를 것인지에 따라서 강도와 시간이 달라진다. 지구력을 향상시키고 싶을 때는 최대 근력 50퍼센트 정도의 강도로 10분 이상 전신운동을 지속해야 한다. 민첩성을 기르고 싶다면 최대 근력 30퍼센트 정도의 가벼운 강도로 근육을 움직이고, 가능한 한 빠르게 움직인다. 다리 근력을 강화하기 위해서는 최대 근력 50퍼센트 이상의 강도로 근육을 움직이고, 같은 동작을 반복하는 횟수를 높인다.

지구에는 중력이 존재해서 앉든 서든 눕든 끊임없이 인체에 무게가 가해진다. 만약 이 무게를 견뎌낼 근력을 가지지 못한다면 스스로 설 수조차 없다. 지구에서 인간이 생존하기 위한 건강을 걷기 운동으로 얻으려고 한다면, 최대 근력 50퍼센트 이상의 강도로 트레이닝 해야 한다.

걷기는 몇 시간이라도 가능하다

인체 근육은 크게 2가지 근섬유(근세포)로 구성되어 있다. 하나는 속근섬유(백근섬유), 다른 하나는 지근섬유(적근섬유)다.

속근섬유는 순간적으로 큰 힘을 낼 수 있지만 곧 피로해지기 때문에 장시간 활동할 수 없다. 한편 지근섬유는 작은 힘밖에 낼 수 없지만 좀처럼 지치지 않아 오랜 시간에 걸쳐서 활동할 수 있다. 운동에 따라 우리의 무의식은 두 가지 근섬유 중 하나를 선택한다. 산책과 등산 등으로 몇 시간이고 쉬지 않고 걸을 수 있는 이유는 좀처럼 지치지 않는 지근섬유가 활동하기 때문이다. 간혹 거의 뛸 듯이 걷는 순간에는 속근섬유가 움직인다. 이렇게 빠른 걸음은 보통 오래가기 어렵다.

노화에 따라 이들 근섬유는 어떻게 변해갈까? 속근섬유는 30대부터 급속도로 쇠약해지는 반면, 지근섬유의 노화는 서서히 진행된다. 그 때문에 비록 고령이라도 오랜 시간 걸을 수 있는 것이다. 근섬유의 노화가 종류에 따라 다르게 진행되기 때문에 노화를 예방하기 위해서는 두 가지 종류의 걷기 운동을 실시해야 한다. 하나는 지근섬유의 기능을 유지하기 위한 '조금 느린 속도로 오랜 시간 걷는 워킹'이고, 다른 하나는 노화 속도가 빠른 속근섬유가 약해지는 것을 막기 위한 '조금 빠른 속도로 짧게 걷는 워킹'이다.

로코모티브 증후군 예방

중장년기에 유의해야 할 증후군이 주로 식습관과 생활습관에서 비롯되는 메타볼릭 증후군이라면, 노년기에 다가갈수록 로코모티브 증후군을 예방해야 한다. 근육, 뼈, 관절이라는 운동기관이 노화와 운동 부족 등의 이유로 약해지면 타인이나 도구의 도움을 받게 되는데, 이러한 상태 혹은 그 직전 상태를 가리켜 로코모티브 증후군이라 한다.

로코모티브 증후군에 이르면 혼자 힘으로 걷는 것도 어렵게 된다. 로코모티브를 예방하는 가장 기본적인 운동은 다리 운동이다. 의식적으로 앉아 있는 시간을 되도록 줄이고, 서든 걷든 다리를 자주 사용하는 습관을 갖는다. 또 의자에서 일어설 때 책상이나 무릎에 손을 짚지 않고 온전히 다리 힘만으로 일어서길 권한다.

로코모티브 증후군을 막는 다리 힘과 균형감 향상을 위한 운동

① 의자에서 일어설 때 양손은 책상이나 무릎을 짚지 말고 몸 양쪽에 가지런히 둔다.
② 가능한 한 상반신을 곧게 세우고 다리 힘만으로 일어선다.
③ 일어설 때는 양쪽 발바닥으로 체중을 받으면서 온몸의 균형을 유지하며 천천히 움직인다.

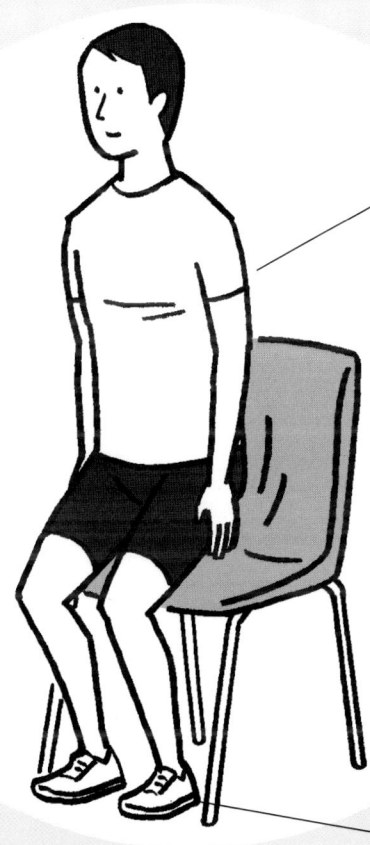

상반신은 가급적 곧게 세운다.

노령일 경우 앉을 때는 책상이나 의자를 짚으며 천천히 움직인다.

양쪽 발바닥으로 체중을 온전히 받는다.

다리 힘을
유지한다

워킹은 주로 두 가지 운동의 조합으로 이뤄진다. 하나는 다리로 온몸의 무게를 지탱하는 '지지운동'이고, 다른 하나는 다리로 온몸을 앞쪽 방향으로 이동하는 '이동운동'이다. 지지운동과 이동운동이 잘 조합되면 효과적인 워킹이 되는 것이다. 즉 다리에 온몸을 유지할 정도의 힘이 없다면 걷기 운동은 불가능하다. 다리 힘을 유지하기 위한 운동을 소개한다.

먼저, 의자에 앉아 발목을 교차시키고 힘껏 앞뒤 방향으로 밀어낸다. 아이소메트릭스(isometrics)라 부르는 안전하고 효과가 높은 근력 운동이다. 전철에 앉아 있을 때나 책상에 앉아 업무를 보는 중에도, 또 소파에 앉아 텔레비전을 볼 때도 언제든 할 수 있다. 자투리시간을 활용해 틈틈이 자주 실시해 습관을 들이자.

다리 힘 유지를 위한 근력 운동

① 의자에 앉아 양손으로 의자 옆을 잡고 몸을 고정시킨다.
② 발목을 교차한다.
③ 무릎을 직각으로 구부리고 무릎 사이를 조금 벌린다.
④ 교차한 발목으로 힘껏 양발을 앞뒤 방향으로 서로 밀어낸다. 7초간 유지한다. 호흡은 멈추지 말고 자연스럽게 이어간다.
⑤ 5초의 휴식시간을 갖고 ④를 3회 반복한다.
⑥ 다리 위치를 바꿔서 동일한 방법으로 ④를 3회 반복한다.

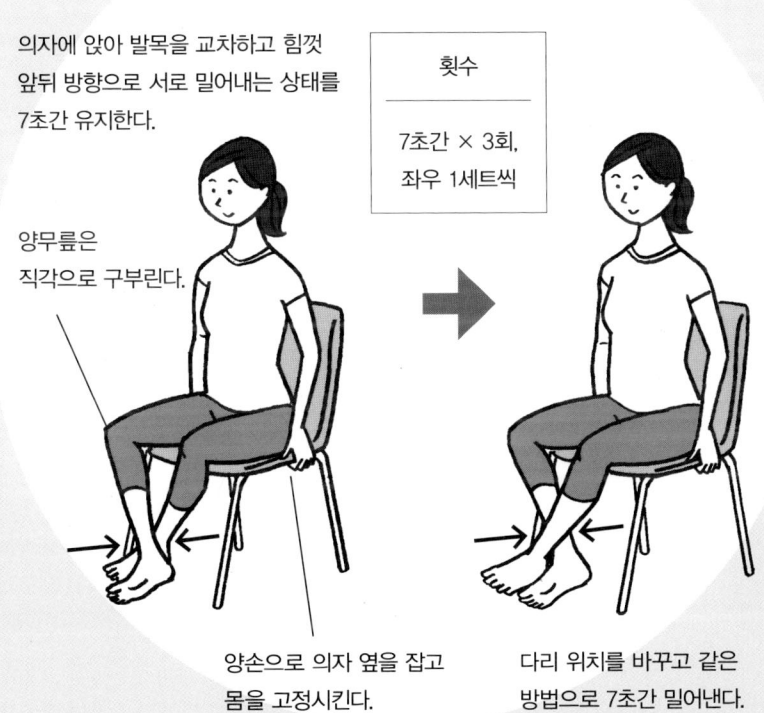

하반신 관절의
유연성을 유지한다

건강을 유지하기 위해 걷기 운동을 하는 경우, 운동량이 일정 수준 이상이 되지 않으면 기대하는 운동 효과를 얻을 수 없다. 뒤에서 상세히 설명하겠지만, 워킹의 운동량은 걷는 속도와 시간(걷는 속도×걷는 시간)으로 결정된다. 특히, 운동 효과를 얻기 위해서는 걷는 속도가 중요하다. 속도를 높이면 운동량이 증가해 생활습관병 예방 및 개선에 도움이 된다. 걷는 속도를 높이는 방법으로는 분간 보행 수 높이기와 보폭 넓히기가 있다. 후자를 권한다.

보폭을 넓히기 위해서는 고관절이나 무릎, 발목 관절이 유연해야 한다. 하반신 관절의 유연성을 유지하기 위해서는 이들 관절을 쭉쭉 늘려주는 스트레칭이 가장 효과적이다. 하지만 아쉽게도 스트레칭 효과는 오래 지속되지 않아 길어봤자 20~30분 정도면 효과가 사라진다. 그렇기 때문에 스트레칭은 틈틈이 자주 하는 것이 중요하다. 워킹 전후나 워킹 중에, 회사일이나 집안일을 하는 도중에, 입욕 중에도 때때로 스트레칭을 하자.

하반신 관절의 유연성을 유지하는 스트레칭

① 의자 등받이에 양손을 짚고 몸을 고정시킨다.
   왼발을 뒤쪽으로 뻗는다.
② 양쪽 발바닥을 바닥에 붙인 채 왼발은 뻗고 오른쪽 무릎은 굽힌다.
③ 왼쪽 종아리와 아킬레스건을 충분히 편 상태를 20초간 유지한다.
   이것을 3회 반복한다.
④ 발 위치를 바꿔 동일한 방법으로 3회 반복한다.

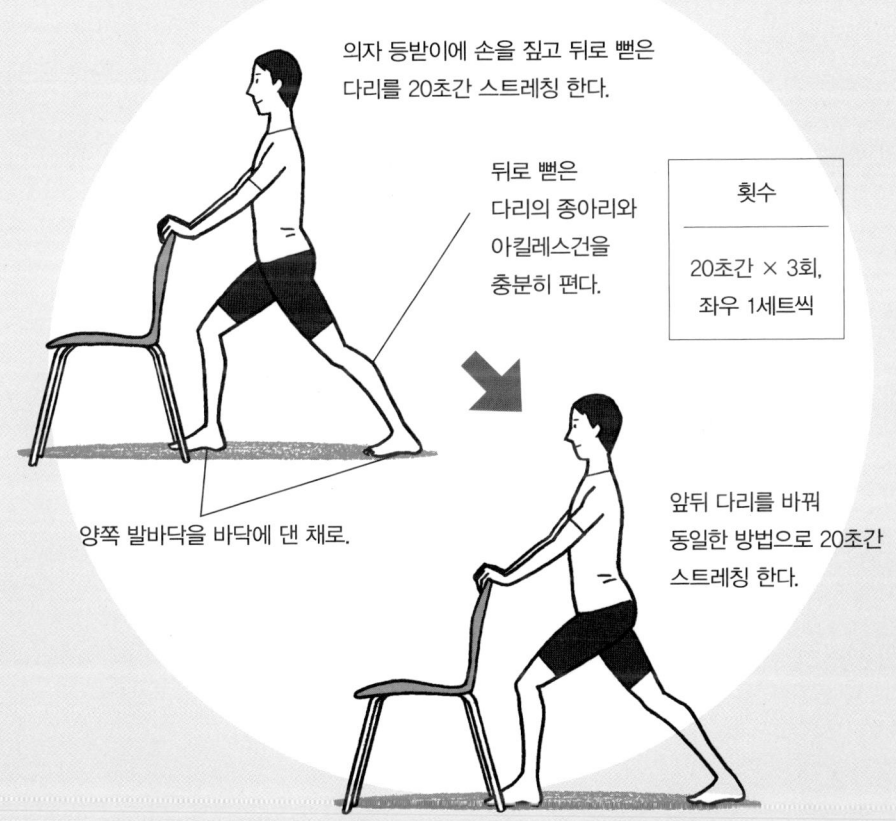

의자 등받이에 손을 짚고 뒤로 뻗은 다리를 20초간 스트레칭 한다.

뒤로 뻗은 다리의 종아리와 아킬레스건을 충분히 편다.

횟수
20초간 × 3회, 좌우 1세트씩

양쪽 발바닥을 바닥에 댄 채로.

앞뒤 다리를 바꿔 동일한 방법으로 20초간 스트레칭 한다.

균형 능력을
유지한다

직립 보행하는 인간은 무겁고 긴 몸을 두 다리에 의존하기 때문에 균형 능력이 약해지면 부상의 위험이 높다. 문제는 나이가 들수록 균형 능력이 저하된다는 것이다. 균형 능력을 유지하기 위해서는 균형을 잡아주는 평형감각과 몸을 지지하는 근육이 약해지지 않도록 해야 한다. 평형감각과 몸을 지지하는 근육 모두를 한꺼번에 단련시키는 운동으로 '허벅지 높이 들고 걷기'를 권한다.

균형 능력을 유지하는 허벅지 높이 들고 걷기

① 내딛는 허벅지를 가능한 한 높이 들어올린다.
② 허벅지를 올릴 때, 몸을 지탱하는 빌의 발꿈치를 지면에서 몇 센티미터 띄우고 발끝으로 선다.
③ 팔은 균형을 잡을 수 있도록 앞뒤로 흔든다.
④ 위의 동작을 하면서 좌우 각각 5걸음씩 총 10걸음을 천천히 걷는다.

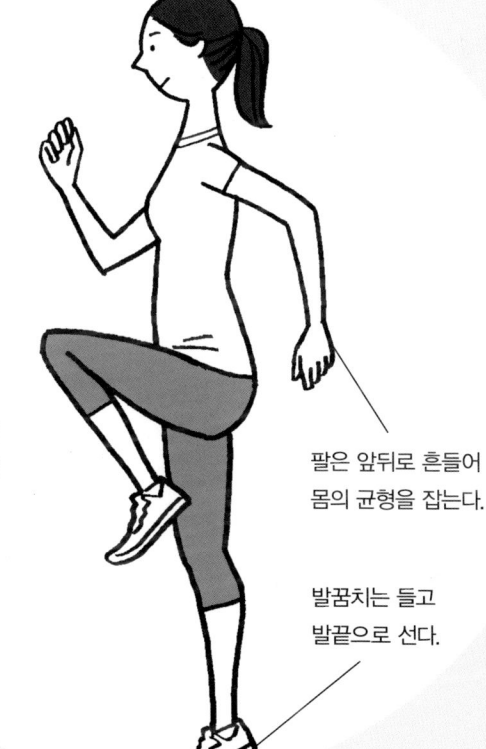

횟수

좌우 5걸음씩
총 10걸음

허벅지를 가능한 한 높이
당겨 올리고 천천히 워킹!

팔은 앞뒤로 흔들어
몸의 균형을 잡는다.

발꿈치는 들고
발끝으로 선다.

민첩성을 유지한다

'민첩성'은 인간이 갖춘 기본 체력 중에서 안전을 위해 꼭 필요한 능력이다. 러시아워 출퇴근 인파로 혼잡한 상황을 예로 들면, 다른 사람과 부딪히는 순간 몸을 돌려 충돌을 피할 때, 발이 걸려 넘어지면서 발을 내딛어 위기를 모면할 때도 이 능력이 사용된다. 민첩성이 떨어지면 '위험해!'라고 깨달은 순간에 몸을 신속하게 움직이지 못해 충돌하거나 그대로 구르고 만다.

가장 빨리 민첩성이 떨어지는 신체 부위는 다리이다. 다리의 민첩성이 떨어지면 넘어지거나 미끄러지거나 충돌하는 사고에 자주 맞닥뜨리게 된다. 다리 근육이 신속하게 움직이도록 돕는 고속 스테핑을 소개한다.

민첩성을 유지하기 위한 고속 스테핑

① 양손으로 의자 옆을 잡고 몸을 고정시킨다.
② 의자에 앉은 채로 가능한 한 빨리 발을 좌우로 내딛는(스테핑) 동작을 5초간 실시한다.
③ 10초간 쉬었다가 고속 스테핑을 2~3회 반복 실시한다.

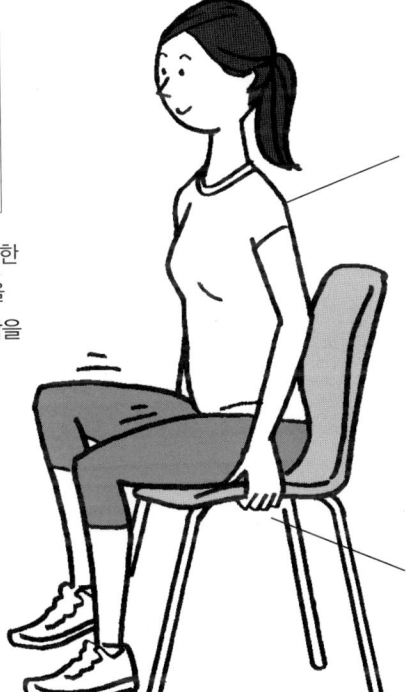

횟수

5초간 × 2~3회

의자에 앉아서 가능한 한 빠르게 좌우 발을 내딛는(스테핑) 동작을 5초간 실시한다.

몸이 앞으로 기울지 않도록 주의한다.

양손으로 의자 옆을 짚어 몸을 고정시킨다.

CHAPTER 3

체내시계에 맞춘 자신만의 워킹

체내시계에 맞춘 건강 만들기

인간의 몸을 구성하는 약 60조 개 세포는 시계유전자를 가지고 있다. 우리가 흔히 생체시계 혹은 체내시계라고 알고 있는 이 시계 유전자는 신진대사, 노화, 행동 등 신체의 리듬에 영향을 미치며, 수면 패턴, 체온 조절, 혈압 변화 등을 조절하는 역할을 담당한다. 밤이 되면 졸리고 낮에는 활발한 활동을 할 수 있는 것도 이 때문이다.

여러 날 밤을 새우면 만성 수면 부족으로 강한 피로감과 스트레스를 느끼고, 기억력·사고력·집중력·면역력·체력이 저하되고 식욕이 감퇴하는 등 이상 증상이 나타난다. 수면 장애는 체내시계가 망가져 생체리듬이 나빠지는 대표적인 경우이다.

이 같은 독특하고 중요한 역할을 담당하는 시계유전자 연구로 병에 걸리기 쉬운 시간대 혹은 증상이 악화되는 시간대가 따로 있다는 사실이 밝혀졌다. 예를 들어, 심근경색은 이른 아침에서 정오에 이르는 오전 시간대에 발견될 가능성이 높다. 천식이나 류마티스 관절염은 이른 아침 시간대에 나빠지기 쉽다. 우울증 등

정신질환 역시 대부분 오전 시간대에 악화된다. 혈관 수축 및 이완, 혈압 조절 그리고 호르몬 분비량 조절과 관련해 내분비계와 면역계, 순환기계까지 관장하는 체내시계를 잘못 파악해 운동하면 오히려 병을 얻을 수 있다는 것이다.

따라서 건강한 신체를 유지하려면 수면, 식사, 집안일, 업무, 휴식 등 일상의 모든 활동을 가급적 체내시계가 각자의 몸에 맞게 만들어낸 생체리듬에 맞춰야 한다. 무엇보다 운동 시간대가 중요하다. 체내시계를 잘 이용하면 운동 효과를 극대화시킬 수 있지만, 체내시계를 무시하면 오히려 건강을 해칠 수 있기 때문이다.

이른 아침 워킹으로
체내시계 리셋하기

우리 몸속의 체내시계는 사실 24시간보다 조금 길어 하루 약 24시간 10분이다. 일상생활은 1일 24시간 체제로 운영되는 데 비해 몸속에서는 그보다 조금 긴 시간으로 생명활동이 이뤄지고 있는 것이다. 생활 습관과 생체리듬이 엇갈리면 차츰 체내시계가 흐트러진다. 체내시계를 리셋하는 몇 가지 방법을 알아보자.

첫째, 아침 일찍 일어나 햇볕을 쬔다. 아침 햇살이 뇌의 시상하부에 있는 시교차 상핵(Suprachiasmatic nucleus, SCN: 뇌 중심부의 시신경이 교차하는 바로 윗부분에 있다. 2만 개의 뉴런을 이용하여 신경과 호르몬의 활동을 관장해 24시간 주기의 다양한 기능들을 발생시키고 조절한다. 원추 형태로 생긴 시교차 상핵은 쌀알 정도의 크기이며 뇌의 다른 영역들과 상호작용한다)을 자극한다. 시교차 상핵은 체내시계를 조절하는 기능이 있어 이곳을 자극하면 체내시계를 리셋할 수 있다.

체내시계를 리셋하는 또 한 가지 방법은 운동이다. 뇌뿐 아니라 사실 근육에도 체내시계가 존재한다. 근육을 움직이면 자연히 체내시계가 리셋된다. 화창한 이른 아침에 햇살을 받으며 걸으면 전신 근육을 움직이기 때문에 체내시계 리셋 효과를 기대할 수 있다. 이때에는 산책하듯이 천천히 걷는 것이 바람직하다. 왜냐하면, 이른 아침에는 자율신경이 흐트러져 있어 속도를 높여 워킹하면 자칫 혈압이나 맥박이 급상승하기 때문이다.

오후 워킹은
활기차게

운동하는 데 가장 적합한 시간대가 있다. 그 시간대에 운동하면 안전하면서도 운동 효과를 극대화할 수 있다. 하루 중에서 운동하기 가장 좋은 시간대는 오후다. 앞에서도 말했듯 늦은 밤부터 이른 아침까지는 뇌경색이 일어나기 쉽고, 이른 아침부터 정오까지는 심근경색 증상이 나타나기 쉽다. 이 시간대에 신체에 부담되는 운동을 하는 것은 안정을 위해서라도 피해야 한다. 위험한 시간대를 피하고 나면, 결국 오후가 남는다.

오후가 운동하기에 적합한 시간대인 또 다른 이유는 이 시간대에 교감신경이 활발하게 제 기능을 하기 때문이다. 신체 기능을 조절하는 자율신경에는 교감신경과 부교감신경이 있다. 교감신경은 심신이 활발히 활동할 수 있도록, 부교감신경은 심신의 긴장을 풀어주고 휴식하도록 돕는다. 오후는 심신을 활발하게 활동할 수 있도록 돕는 교감신경이 왕성하게 기능한다. 특히, 정오부터 오후 6시 사이에 그 활동이 왕성하다. 오후에는 좀처럼 질병의 증상이 나타나지 않고, 하물며 왕성한 운동기능 때문에 운동하기에 가장 좋다.

빠른 워킹은 이른 아침에는 적합하지 않지만, 오후에 하기에는 안성맞춤이다. 오후 워킹은 활기차고 힘차게 몸을 움직여 실시한다. 직장인이라면 점심식사를 마친 뒤 잠시 쉬었다가 단 5분만이라도 '활기차게' 워킹하는 습관을 갖도록 하자. 여기서 활기찬 워킹이란 호흡이 힘들지 않은 정도의 빠르기로 걷는 것이다.

밤 시간 워킹은
후끈후끈하게

신체의 건강을 유지하고 싶다면 밤 시간에는 숙면에 초점을 맞춘다. 잠자는 동안에 휴식을 취하거나 여분의 에너지를 소화하거나 병에 대한 저항력을 높여주는 작용이 이뤄지기 때문이다.

밤에 하는 워킹은 몸이 '후끈'해지는 정도가 적절하다. 체온이 오르면 숙면을 취하는 데 도움이 되기 때문이다. 체온이 높은 상태에서는 좀처럼 잠들기 어렵고, 잠이 들어도 숙면을 취하거나 수면 상태를 유지하기 어렵다. 그러나 후끈 달아오른 체온이 내려가기 시작하면 자연스럽게 졸음이 몰려와 쉽사리 깊은 잠에 빠져든다. 이 메커니즘을 이용해 밤 시간에 워킹으로 체온을 올리고 나서 입욕이나 간단한 샤워로 체온을 적절하게 낮추면 숙면을 취하기 쉽다.

수면 전 실시하는 워킹은 스트레스 해소에도 탁월한 효과가 있다. 걸을 때 팔을 조금 크게 흔들고 보폭도 넓혀주는 게 좋다. 워킹 속도는 힘들지 않는 정도를 유지한다.

CHAPTER 4

나에게 적절한 운동 강도와 시간

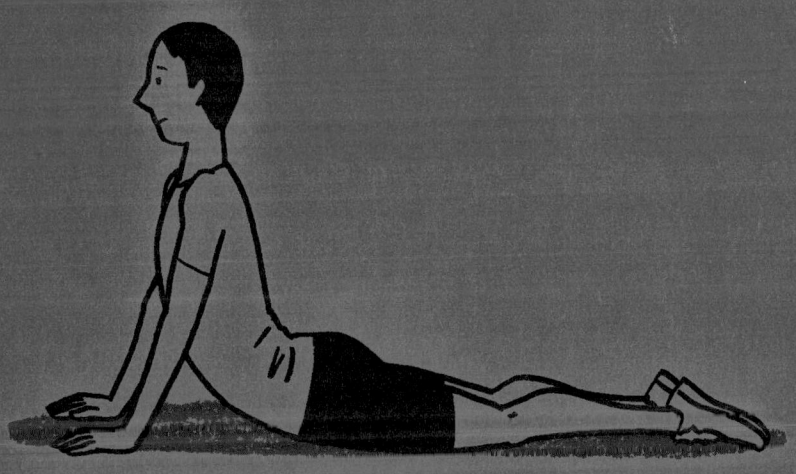

적절한 강도와
시간의 조합

운동으로 체력을 기르거나 지방을 연소시키기 위해서는 일정 수준 이상의 운동량이 필요하다. 운동량이 적으면 운동 효과를 얻을 수 없고, 반대로 운동량이 지나치게 많으면 만성피로, 근육이나 관절 통증, 순환기 질환을 일으키기도 한다. 최악의 경우 과도한 운동으로 돌연사하기도 한다. 안전하게 운동 효과를 얻기 위해서는 적절한 운동량을 목표로 세워야 한다.

운동량은 운동 강도와 시간을 곱한 값이다. 최근에는 운동량을 영어 그대로 '엑서사이즈'라고 흔히 부르는데, 건강을 유지하기 위해 1주당 23엑서사이즈를 권유한다. 보통 하루 운동량은 3엑서사이즈로, 이것은 보통 속도로 20분 동안 걸을 때의 운동량에 상응한다. 걷기보다 강도가 센 조깅은 10분 정도면 3엑서사이즈가 된다. 강도를 낮추고 싶으면 좀 더 긴 시간을, 짧은 시간을 할애해야 한다면 강도를 높여 적절한 운동량을 조정하면 된다.

운동량은 강도와 시간의 조합으로 결정된다

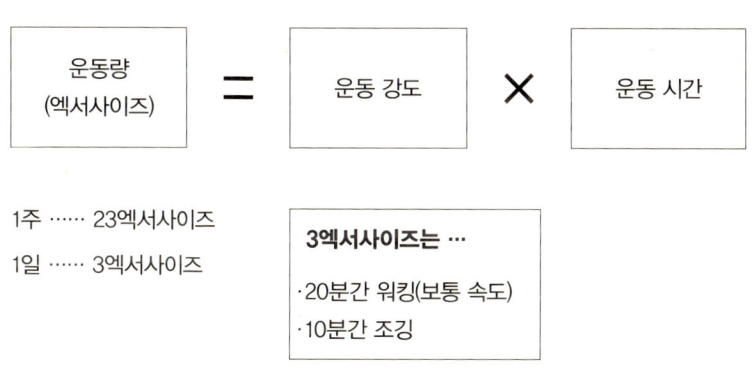

1주 …… 23엑서사이즈
1일 …… 3엑서사이즈

3엑서사이즈는 …
· 20분간 워킹(보통 속도)
· 10분간 조깅

속도로
워킹 강도 파악하기

워킹 강도는 '속도'로 알 수 있다. 속도는 시속, 분속, 초속으로 표현할 수 있는데 흔히 '분속'을 이용한다. 분속은 '1분 동안에 몇 미터 걸었는지'를 나타낸 것이다. 워킹 속도를 구하기 위해서는 걸은 거리(미터)와 시간(분)을 측정한다. 예를 들어, 1000미터를 10분 동안 걸었을 때의 속도는 다음과 같이 계산한다.

속도 = 1000미터÷10분 = 100미터/분

거리가 표시된 워킹 코스에서 자신의 워킹 속도를 측정해보자. 기본적인 속도는 분속 90~100미터다. 이것을 기준으로 생각하자. 미국 피츠버그 대학의 연구에 따르면 고령자가 분당 6미터씩 걷는 속도가 빨라질 때마다 사망 위험이 12퍼센트 낮아진다고 한다. 건강하게 오래 살기 위해서는 빠르게 걷는 능력이 약해지지 않도록 한다.

워킹 속도의 표준

평소 워킹	1분간 60~70미터
운동으로서의 워킹	1분간 90~100미터
고령자 (건강하게 오래 살기 위해)	1분간 55미터를 유지

맥박으로
워킹 강도 파악하기

몸속에서 일어나는 변화를 기준으로 워킹 강도를 추정하는 방법이 있다. 워킹 중 맥박을 재는 것이다. 일반적으로 맥박은 엄지손가락 아래쪽 손목에 손가락을 대고 잰다. 워킹 중 맥박 측정법은 다음과 같다.

① 워킹 중 멈춰서 손가락을 손목에 대고 10초간 맥박을 센다.
② 10초간 맥박 수에 6을 곱해 1분간의 맥박을 구한다.

이때 '아예 1분간 측정하면 될 것'이라 생각하기 쉽지만 1분 동안 계속 측정하다 보면 맥박 수가 차츰 떨어져 정확히 측정할 수 없다.

맥박 수에 따른 워킹의 표준 강도는 30대까지는 1분간 135회, 40대는 1분간 125회, 60대부터는 1분간 120회이다. 이 수치를 기준으로 삼고 실제로 워킹 중 맥박을 측정한 후 다음의 계산식에 따라 자신에게 맞는 워킹 강도로 조정한다.

맥박으로 워킹 강도를 구하는 방법

① 최대 맥박 수 = 220 − 연령

② X퍼센트의 운동 강도일 때의 맥박 수

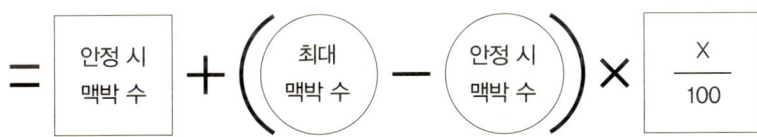

= 안정 시 맥박 수 + (최대 맥박 수 − 안정 시 맥박 수) × $\frac{X}{100}$

> (예) **60세, 안정 시 맥박 수 70인 사람이 50퍼센트 운동 강도일 때의 맥박**
>
> ① 최대 맥박 수=220−60=160
> ② 50퍼센트 운동 강도일 때의 맥박 수=70+(160−70)×50/100=115회/분

호흡으로
워킹 강도 파악하기

운동 강도가 세지면 점차 호흡이 가빠지고 최고 강도에 이르면 호흡 곤란이 온다. 이처럼 호흡 정도에 따라서도 운동 강도를 측정할 수 있다. 스웨덴의 보르그 박사는 1970년경 호흡의 느낌을 주관적으로 측정할 수 있는 일명 '보르그 스케일'(Rating of Perceived Exertion, RPE: 흔히 '주관적 운동 강도'라고 불린다)을 발표했다. 이 지표를 사용하는 데 익숙해지면 걷기와 달리기 강도를 비교적 정확히 파악해 스스로 운동 목표를 세울 수 있다.

① 워킹 도중 호흡이 어떻게 느껴지는지를 파악한다.
② 느껴지는 호흡 정도에 상응하는 표현을 다음의 표에서 찾는다.
③ 그 표현에 해당하는 강도가 운동 강도가 된다.

가령 워킹 중 호흡을 '조금 편하다'고 느끼면 그때의 강도는 '60'이다. 즉, 최대 근력의 60퍼센트 강도라 추정할 수 있다. '호흡'으로 워킹 강도를 파악할 수 있으면 간단히 속도를 조절하여 적절한 워킹 강도를 유지할 수 있다.

주관적 운동 강도

워킹 도중 호흡이 어떻게 느껴지는지 파악하여 표에서 적합한 표현을 확인한다.
그 표현에 해당하는 수치가 운동 강도다.

호흡이 어떻게 느껴지는가	운동 강도	그 외의 감각
가장 힘들다	100%	몸 전체가 고통스럽다
매우 힘들다	90%	숨이 가쁘다
힘들다	80%	멈추고 싶다
조금 힘들다	70%	운동을 계속할 수 있을지 불안하다
조금 편하다	60%	충실감
편하다	50%	후끈한 느낌
매우 편하다	40%	기분이 좋다
가장 편하다	30%	충분하지 않다

고령자라면
전속력으로 짧게 걷기

어린아이가 넘어지면 가벼운 찰과상 정도로 끝나지만, 고령자가 넘어지면 허벅지 뼈가 골절되거나 그 외에 뼈와 근육, 관절에 문제가 생겨 그대로 몸져누울 수도 있다. 걷지 못하는 기간이 길어지면 다리 힘은 순식간에 약해져 골절을 치유하더라도 다시 일어나기 어려운 상황에 처하기 쉽다. 고령자는 걷기 운동을 할 때 넘어지지 않는 것에 주의를 기울여야 한다. 이를 위해 가장 적합한 걷기 방법은 '전속력으로' 짧은 시간 동안 걷는 것이다.

다리를 재빨리 움직이는 훈련은 만약의 사고에 즉각 대처할 수 있도록 속근을 단련시키고 민첩성을 길러준다. 2장에서도 다뤘듯이 근육은 크게 속근과 지근으로 나눌 수 있다. 간단히 설명하면, 속근은 빨리 움직이는 근육이고, 지근은 천천히 장시간에 걸쳐서 지속적으로 움직이는 근육이다. 이 가운데 넘어지는 사고를 예방하는 데 활약하는 것은 주로 속근이다. 넘어져 다치는 사고를 미리 방지하기 위해서는 '빠른 워킹'으로 속근을 단련시키는 것이 좋다.

가급적 빠르게 걷는다. 비록 5~10초 정도의 짧은 시간이라도 좋으니 전속력으로 걸어야 한다. 건널목을 건널 때만이라도 빨리 걸어본다. 안전을 확인한 뒤에 최대한 빠른 걸음으로 건넌다. 사소한 습관이라도 충분히 훈련이 된다.

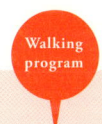

넘어지는 사고를 예방하기 위한 워킹

○ 강도 …… 전속력으로 빠른 워킹
○ 시간 …… 5~10초 정도

골다공증을 예방하는 쿵쿵 발 구르기

우리 몸에서는 매일 낡은 뼈를 파괴하고 새로운 뼈로 교체하는 과정이 반복되고 있다. 파괴와 생성이 적절하게 균형 잡혀 있다면 튼튼한 뼈를 유지할 수 있다. 이 과정이 원활하지 않으면 뼈가 물러지는데, 이를 골다공증이라 한다. 골다공증이 진행되면 뼈가 부하를 견디지 못하고 쉽게 부러지고 만다.

골다공증을 예방하기 위해서는 뼈에 적절한 정도의 자극을 주는 훈련이 좋다. '한순간'에 큰 힘을 가하는 것이다. 특히 걸을 때 가장 중요한 역할을 하는 대퇴골에 자극을 주기 위해서는 착지할 때 발바닥 전체로 지면을 빠르고 세게 내딛는다. 허벅지를 지면과 수평이 될 정도로 높이 들었다가 발바닥 전체로 빠르고 힘차게 내딛듯 착지한다.

골다공증을 예방하기 위해 워킹 할 때 주의할 점은 횟수다. 뼈에 큰 충격을 가하는 횟수가 너무 많으면 오히려 관절이 다칠 수 있으니 좌우 각각 5걸음으로 총 10걸음 정도면 적절하다. 1주에 3~5회 정도 실시하면 좋다.

골다공증 예방을 위한 워킹

- 강도 …… 허벅지가 지면과 수평이 될 정도로 높이 들었다가 발바닥 전체로 힘차게 착지
- 시간 …… 한 번에 좌우 각각 5걸음씩. 총 10걸음 정도. 1주에 3~5회 실시

지질이상증(고지혈증)을
다스리는 빠른 워킹

지질이상증이란, 혈액 속에 필요 이상으로 지방 성분이 많은 상태를 일컫는데 보통 고지혈증이라 부른다. 혈액 속에는 콜레스테롤, 중성지방, 인지질, 유리지방산이라는 4가지 지방이 존재한다. 이 가운데 건강상 가장 문제가 되는 것이 콜레스테롤과 중성지방이다. 이 두 지방의 양이 너무 많으면 여분의 지질이 혈관 안쪽에 쌓여 동맥경화를 일으킨다. 동맥경화를 내버려두면 심근경색이나 뇌경색으로 이어진다. 심근경색과 뇌경색은 최악의 경우 목숨을 잃는 원인이 된다. 죽음에 이르지 않는다고 해도 후유증이 남아 평생 고통받기도 한다.

지질이상증을 예방 및 개선하는 방법으로 3가지가 있다.

첫째, 콜레스테롤 가운데 동맥경화의 원인인 LDL(저밀도)-
콜레스테롤을 줄인다.
둘째, LDL-콜레스테롤을 줄이는 데 도움이 되는 HDL(고밀도)-
콜레스테롤을 늘린다.
셋째, 중성지방을 줄인다.

15분 이상의 빠른 워킹은 LDL-콜레스테롤과 중성지방을 줄이고 체내에서 유익한 작용을 하는 HDL-콜레스테롤을 늘려주는 효과가 있다. 가능하다면 30~60분으로 시간을 늘리면 아주 좋다.

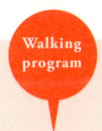

지질이상증 예방 및 개선을 위한 워킹

○ 강도 …… 빠른 워킹
○ 시간 …… 최소한 15분 이상. 가능하면 30~60분으로 늘리자!

심장병을 막는
조금 센 강도의 워킹

한국인의 돌연사 원인 중 가장 높은 비율을 차지하는 질병이 심장병이다. 특히 심근경색이나 협심증 같은 관동맥 질환이 흔하다. 관동맥은 심장 주위에 있는 혈관으로, 심장은 관동맥을 통해 산소와 영양을 공급받는다. 관동맥 질환은 관동맥 안쪽이 좁아져 심장에 산소와 영양이 충분히 공급되지 않아 일어나는 질병이다.

워킹이 관동맥 질환을 비롯한 심장병을 예방에 탁월한 효과가 있다는 사실이 밝혀졌다. 세계심장연합은 워킹이 심장병 발병률을 낮춘다는 연구 결과를 근거로 적극적으로 워킹을 장려한다. 특히 주 5회, 1일 30분의 강도 높은 워킹을 권한다. 심장 질환을 예방하고자 한다면 천천히 걷기로는 효과를 기대할 수 없다.

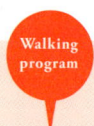

심장병 예방을 위한 워킹
○ 강도 …… 활기차게
○ 시간 …… 최소 15분, 가능하다면 30분 이상 걸어야 한다.

대사증후군을 다스리는 워킹은 근력 운동 뒤에

지방은 내장 주변에도 쌓인다. 내장에 지나치게 많은 지방이 쌓이면 내장지방형 비만이 된다. 내장지방형 비만은 고혈당, 지질이상, 고혈압을 일으킬 수 있다. 이것을 '대사증후군'(내장지방 증후군)이라 말한다. 일본에서는 2008년 4월부터 40세 이상의 피보험자·피부양자를 대상으로 다양한 공지와 교육이 이뤄지고 있다.

대사증후군을 예방하기 위해서는 30분 이상 호흡이 힘들지 않은 정도로 빠르게 걸어야 한다. 운동 강도가 너무 세거나 약해도 효과를 얻을 수 없다. 대사증후군의 원인 중 하나는 약해진 지방 연소 능력인데, 지방을 가장 잘 태우는 것은 근육이다. 근력 운동 이후에 걸으면 지방 연소 능력이 높아져 효과를 촉진시킨다.

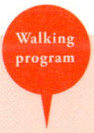

대사증후군 예방을 위한 워킹
- 강도 ······ 빠른 워킹
- 시간 ······ 30분 이상, 근력 운동을 함께

고혈압 환자는
느긋하게 산책하듯

흔히 고혈압을 두고 '침묵의 살인자'라고 말한다. 별 증상 없이 조용히 진전되다가 어느 날 갑자기 동맥경화나 뇌졸중, 심부전으로 드러나기 때문이다. 정기적인 혈압 측정 외에 고혈압을 예방하고 개선하는 효과적인 방법은 느긋하게 30분 이상 걷는 것이다.

이때 실시하는 워킹 포인트는 '느긋하게' 걷는 것. 느긋하게 걸으면 온몸에 퍼져 있는 말초 혈관이 확장되어 혈압이 낮아진다. 또한 지방 연소가 촉진되고 혈액 속 지방이 줄어 고혈압을 예방하는 효과를 얻을 수 있다. 또 교감신경의 흥분이 진정되어 스트레스가 줄면서 자연스럽게 혈압이 낮아지는 효과도 있다. 이런 효과를 얻기 위해서는 최소한 30분 이상의 시간이 걸린다. 운동 시간이 너무 짧으면 별 도움이 되지 않는다.

워킹 전후에 5~10분 정도 근육이나 힘줄을 늘려주는 스트레칭을 추가하면 효과를 한층 높일 수 있다. 반면 전력질주나 순간적으로 근육에 강한 힘을 가하는 근력 운동은 혈압을 급상승시키기 때문에 혈압이 높은 사람은 삼가는 것이 좋다.

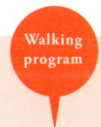

고혈압 예방 및 개선을 위한 워킹
- 강도 …… 느긋하게
- 시간 …… 30분 이상, 전후로 스트레칭

자율신경실조증을 물리치려면
아침에 일정한 속도로

자율신경실조증이란 자율신경의 균형이 무너진 상태를 가리키는 것으로, 권태감, 현기증, 불면, 식욕부진, 어깨결림, 두통, 이명, 초조, 불안 등 다양한 증상이 나타난다. 자율신경에는 '활동형'의 교감신경과 '긴장 완화형'의 부교감신경이 있다. 교감신경은 심장 기능을 활발히 만들어 혈압을 높이고 몸을 활동하기 쉬운 상태로 만든다. 반대로, 부교감신경은 몸의 여러 활동을 진정시켜 릴렉스 상태로 만든다. 교감신경과 부교감신경은 균형을 이루며 몸 상태를 조정하는데, 이 균형이 깨지면 각종 증상을 동반한 자율신경실조증이 나타난다.

자율신경실조증을 예방하고 개선하는 데는 일정한 속도로 30분 이상 걷는 것이 좋다. 공원 등지에서 여유롭게 걸어보자. 그러면 자율신경실조증의 원인인 스트레스를 경감시킬 수 있다.

아침 햇살을 받으며 느긋하게 30분 정도 걷는 것도 효과적이다. 아침 햇볕을 쬐면 세로토닌이 분비되는데 '느긋하게' 걸으면 세로토닌의 분비를 한층 촉진시킨다. 세로토닌은 자율신경을 안정시키는 역할을 하므로 자율신경실조증을 예방하고 개선할 수 있다. 또한 '느긋한 30분 워킹'은 가벼운 피로감을 안겨주는데, 이 피로감이 밤에 숙면할 수 있도록 도와주고 자율신경의 균형을 바로잡아준다.

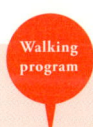

자율신경실조증 예방 및 개선을 위한 워킹
- 강도 ······ 여유롭게 일정한 속도로
- 시간 ······ 30분 정도

피로회복을 위해서는 스트레칭을 함께

피로는 몸이 보내는 경고로, '더는 무리하면 건강을 해쳐요, 잠시 쉬세요.'라는 메시지다. 피로 자체는 병이 아니다. 몸을 지키기 위한 안전장치라 할 수 있다. 피로가 병은 아닐지라도 해소하지 않아 쌓이게 되면 만성피로증후군이 된다. 주요 증상은 강한 피로감, 근육통이나 관절통, 수면장애, 정신장애 등이다. 이런 증상이 나타나면 피로도 어엿한 병이라 할 수 있겠다.

건강한 신체를 지키려면 그때그때 피로를 해소해야 한다. 피로를 회복하기 위해서는 몸을 쉬어줄 필요가 있다. 휴식에는 가벼운 운동으로 피로를 해소하는 '적극적인 휴식'과 몸을 안정시켜 피로를 푸는 '소극적인 휴식'이 있다. 연구에 따르면 적극적인 휴식이 소극적인 휴식보다 피로를 빨리 회복시켜준다고 한다. 적극적인 휴식을 위한 운동으로는 근육을 가벼운 강도로 계속 움직이는 워킹이 가장 적당하다.

피로 회복을 위해서는 느긋하게 5분간 실시하는 워킹과 1분간의 가벼운 스트레칭을 교대로 반복해주는 것이 좋다. 피로로 지친 근육에 산소를 충분히 공급하기 위해서 이 패턴의 운동을 30분 이상 꾸준히 실시한다. 육체적으로 힘든 일을 마쳤을 때는 가벼운 워킹으로 피로를 회복하자.

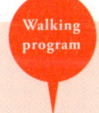

피로회복을 위한 워킹

○ 강도 …… 천천히
○ 시간 …… 5분간 워킹+1분간 가벼운 스트레칭을 30분간 반복

허리가 아플 땐
배와 등 근육을 단련하는 워킹을

80퍼센트의 사람들이 일생에 한 번은 요통을 경험하고, 그 가운데 많은 사람이 고질적인 허리 통증으로 고통받는다. 요통은 신체의 '중심'에서 일어나기 때문에 심하면 서기도 앉기도 걷기도 힘들다. 요통을 예방하고 개선하는 데 워킹은 탁월한 효과가 있다.

허리를 위한 걷기 운동을 할 때는 바른 자세를 유지하는 것이 무엇보다 중요하다. 좋은 워킹 자세는 배와 등 근육을 활발하게 움직이는 것이다. 배 근육과 등 근육은 마치 코르셋 같아서 이 부분의 근육을 단련하면 허리를 고정해주어 요통을 예방하거나 눈에 띄게 호전시킬 수 있다.

허리가 아플 땐 바른 자세로 느긋하게 30분 이상 걷는다. 천천히 걸으면 전신의 혈액순환이 좋아지고 허리 주변에도 충분히 산소가 공급돼 통증이 훨씬 줄어든다.

특별히 워킹으로 요통을 예방할 목적이라면 배를 집어넣고 걷는 것이 중요하다. 배를 잘록하게 집어넣으면 배를 덮고 있는 일명 '코르셋 근육'이라 불리는 복횡근이 활발해져 골반을 바르게 잡아주고 안정시켜 허리에 가해지는 부담을 경감시킨다. 머리를 들고 등을 펴고 배를 집어넣고 걷는다.

요통 예방 및 개선을 위한 워킹

○ 강도 …… 천천히. 의식적으로 머리를 들고 등을 펴고 배를 집어넣자.
○ 시간 …… 30분 이상

Walking program

불면증이라면
잠자기 전 가볍게

뇌와 몸을 쉬게 한다, 기억을 고정시킨다, 스트레스를 발산한다, 부상을 회복시킨다, 몸을 성장시킨다……. 이것은 모두 '잠'의 역할로 우리가 건강하게 살아가는 데 없어서는 안 된다. 불면증은 물리적 고통뿐만 아니라 각종 장애를 일으키는 심각한 질환이다.

잠자리에 들기 전 체온을 올려주었다가 서서히 낮추어주는 방법은 편안하게 잠들기에 효과적이다. 상승했던 체온이 서서히 내려가면서 졸음이 오기 때문이다. 체온이 급격히 낮아질수록 효과는 한층 높아진다. 입욕하거나 따뜻한 차를 마신 뒤 잠자리에 들면 더 편안히 잠들 수 있다.

수면 전 워킹은 체온이 올라 몸이 후끈해질 때까지 한다. 강도가 지나치게 세면 뇌가 흥분해 오히려 잠들지 못한다. 불면증 개선을 위한 워킹은 '천천히' 체온이 상승해 후끈해질 때까지 실시한다. 천천히 30분 정도 걸어 체온을 올린 뒤에 따뜻이 샤워하고 잠자리에 들면 쉽게 잠에 빠져든다.

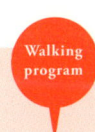

불면증 개선을 위한 워킹

○ 강도 …… 천천히
○ 시간 …… 몸이 후끈해실 때까지, 30분 정도

인지기능 저하를 예방하려면 머리를 비우고 천천히

뇌는 우리가 행하는 모든 활동을 제어하는 사령탑이다. 뇌 기능이 나빠지는 것은 뇌세포가 파괴되기 때문인데, 뇌세포 파괴가 진행되어 정상적인 생활이 불가능해지는 상태를 인지증이라고 말한다.

인지증이 생기면 기억 장애, 이해력·판단력 장애, 불안이나 우울증, 환각 등의 증상이 나타난다. 이보다 증상이 악화되면 몸져눕게 된다. 인지증 중 특히 뇌혈관성 인지증의 경우 워킹으로 탁월한 효과를 얻을 수 있다. 뇌 혈류가 나빠지면 핏덩어리가 생기고 그것이 뇌혈관을 막는다. 소위 말하는 뇌경색이다. 뇌경색은 뇌세포를 파괴하여 인지증을 일으키는데, 이것이 뇌혈관성 인지증이다.

뇌혈관성 인지증을 예방하기 위해서는 뇌 혈류가 나빠지지 않도록 한다. 그를 위해서는 전신의 혈액순환이 원활히 이뤄지도록 한다. 천천히 30분 정도 워킹하면 온몸의 혈액순환이 촉진되고 뇌의 혈류가 좋아져 뇌혈관성 인지증을 예방할 수 있다. 최근 연구에 따르면 알츠하이머도 적절한 운동으로 예방할 수 있다고 한다. 우리 몸의 사령탑인 뇌 건강을 지키기 위해서라도 여유롭게 30분 정도 천천히 워킹하는 습관을 가져보자.

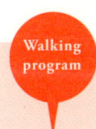

인지증 예방을 위한 워킹
- 강도 …… 고민거리를 잊고 천천히
- 시간 …… 30분 정도

CHAPTER 5

증상별 4주 워킹 프로그램

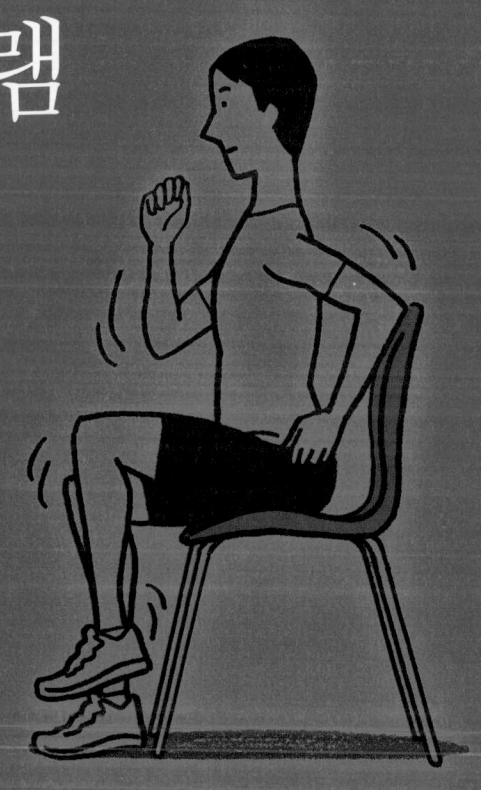

도중에 좌절하지 않고
4주간 꾸준히 하기 위해 필요한 것

자신의 건강을 지킬 수 있는 것은 오직 자신밖에 없다. 자신을 위해 행동할 때 비로소 자신의 건강을 약속받을 수 있다. 워킹을 그 방법으로 삼는다면 최소한 4주를 투자해야 한다. 첫 주에는 몸이 워킹이라는 운동에 익숙해진다. 2주차가 되면 걷는 도중 몸에서 일어나는 심장 박동이나 호흡을 느끼고 이해할 수 있다. 3주차를 맞으면 걸으면서 여러 다른 즐거움을 만끽하게 될 것이다. 예를 들어 주위 풍경이나 작은 새들의 지저귐 같은. 그리고 4주가 되면 드디어 변화를 느끼고 눈으로 확인할 수 있다. 1주에 3~5일, 4주간 실천해보자.

우리 뇌는 무슨 일이든 금방 싫증을 낸다. 똑같은 일을 반복하는 것을 싫어한다. 좋은 습관이라는 것을 잘 알면서도 좀처럼 이어가지 못한다. 4주를 채우지 못하면 이전에 열심히 했던 3주는 물거품이 된다. 우선 4주를 채우자. 4주짜리 달력을 준비하고, 운동을 한 날 ○ 표시를 한다. 많은 사람이 무언가를 지속할 때에 한번쯤 시도하는 방법으로, 단순하지만 의외로 효과가 좋다. 표시를 날마다 확인하면 의욕이 생길 것이다.

일반적으로 보상을 약속받으면 지속할 힘을 얻는다. 보상은 자기 자신에게 주는 선물이다. 예전부터 갖고 싶던 물건을 사도 좋고, 가고 싶던 곳에 가는 것도 좋다. 건강을 위한 4주 프로그램을 마쳤을 때 자신에게 정한 선물을 상으로 준다.

무작정 걷기보다 다음에 소개하는 프로그램 가운데 선택해 정확히 4주를 따라해보자. 효과를 극대화하는 스트레칭이나 근력 운동을 함께한다면 4주를 채우기 전에 변화를 느낄 것이다. 이 책에서는 '플러스알파 운동'이라고 이름 붙였다.

대사증후군에 대처하는
4주 프로그램

체내지방, 특히 복부지방을 연소시킬 수 있도록 걷는 게 중요하다. 복부지방이 가장 활발하게 연소되는 운동의 강도는 대략 최대 근력의 60퍼센트로 걸었을 때이다. 호흡이 힘들지 않을 정도의 빠르기로, 이 정도의 강도를 유지하면서 실시한다.

운동 시간도 중요하다. 워킹을 시작하고 10~15분이 지난 무렵부터 지방은 활발히 연소되기 시작한다. 따라서 복부지방을 태워서 대사증후군을 예방하고 개선하려고 한다면 워킹 시간은 15분보다 길어야 한다.

대사증후군 워킹 하기 좋은 시간대

① 아침식사 후 오전 8시~오전 10시 사이
② 저녁식사 후 오후 6시~오후 9시 사이

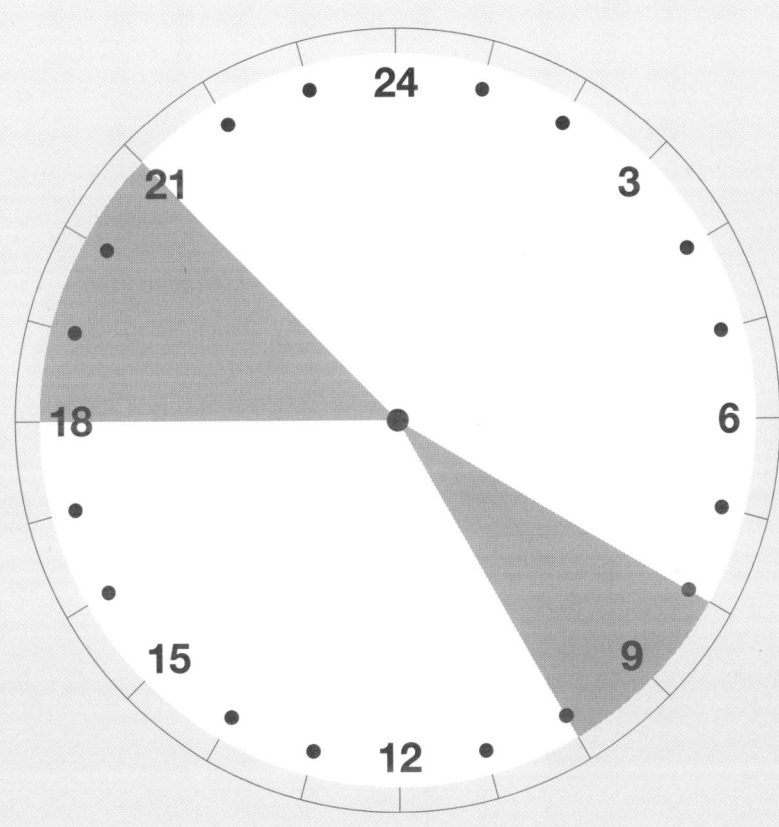

대사증후군 워킹 프로그램

워킹 프로그램

1주차	○ 평소보다 오랜 시간 걷는 데 익숙해지기 위해 평소 보행 속도로 15~20분간. ○ 워킹 중 자신의 호흡을 확인한다.
2주차	○ 워킹 시간을 늘린다. ○ 평소 보행 속도로 30분간. ○ 팔다리를 리드미컬하게 움직인다.
3주차	○ 워킹 속도를 높인다. ○ 평소 보행 속도보다 빠르게 20분간. 호흡이 힘들지 않은 정도로 속도를 조절한다.
4주차	○ 호흡이 힘들지 않은 정도의 빠른 워킹을 30분간 실시한다. ○ 가능하다면 30분 이상 빠른 워킹에 도전한다. ○ 팔을 앞뒤로 크게 흔들고, 보폭을 넓힌다.

플러스알파 운동

복근을 긴장시키는 근력 운동	복근을 부드럽게 풀어주는 스트레칭
○ 근력 운동은 지방연소를 촉진하고 근육을 죄어준다. ○ 워킹 전에 좋다. ○ 저녁부터 잠자리에 들기 전, 그 사이에 실시한다.	○ 혈액순환이 좋아지면 지방연소 효과가 높아진다. ○ 워킹 전이나 후, 언제라도 좋다. ○ 저녁부터 잠자리에 들기 전, 그 사이에 실시한다.

대사증후군 **플러스알파 운동**

복근을 긴장시키는 근력 운동

① 무릎을 세우고 바로 눕는다.
② 양손을 머리 옆으로 가져간다.
③ 머리와 어깨를 바닥에서 떼듯이 상체를 들어올린다.
④ 머리·어깨·등이 바닥에서 떨어지면 그 자세를 7초간 유지한다.
⑤ 3회 반복한다.

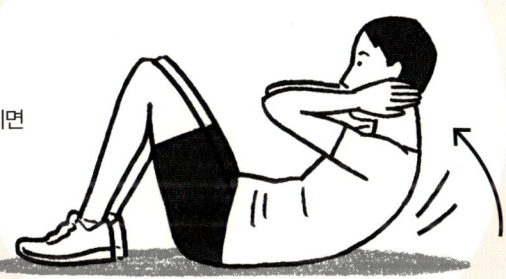

복근을 부드럽게 풀어주는 스트레칭

① 엎드려 양손과 허벅지로 몸을 지탱한다.
② 상체를 들어 복근을 늘린다.
③ 충분히 늘렸다면 자세를 20초간 유지한다.
④ 3회 반복한다.

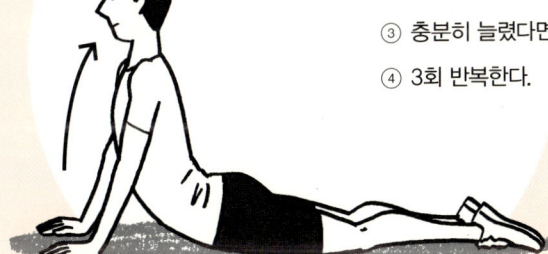

고혈압에 대처하는
4주 프로그램

천천히 산책하는 정도로 30분 이상 걷는다. 천천히 걸으면 심신의 스트레스가 해소되고 혈압을 낮출 수 있다. 자연을 느낄 수 있는 공원이나 숲길이라면 한층 높은 효과를 얻을 것이다. 워킹 자세에 지나치게 신경 쓰기보다는 몸이 가장 편안한 자세로 팔과 다리를 자연스럽게 움직이면서 걷는 것이 요령이다.

고혈압   **워킹 하기 좋은 시간대**

① 심장과 혈관에 부담을 주지 않는 오전 10시~오후 9시 사이
② 혈압이 급상승할 수 있으니 이른 아침은 가급적 피한다.
③ 오후 9시 이후의 워킹은 교감신경을 흥분시켜
　혈압을 높이기 때문에 피하는 것이 좋다.

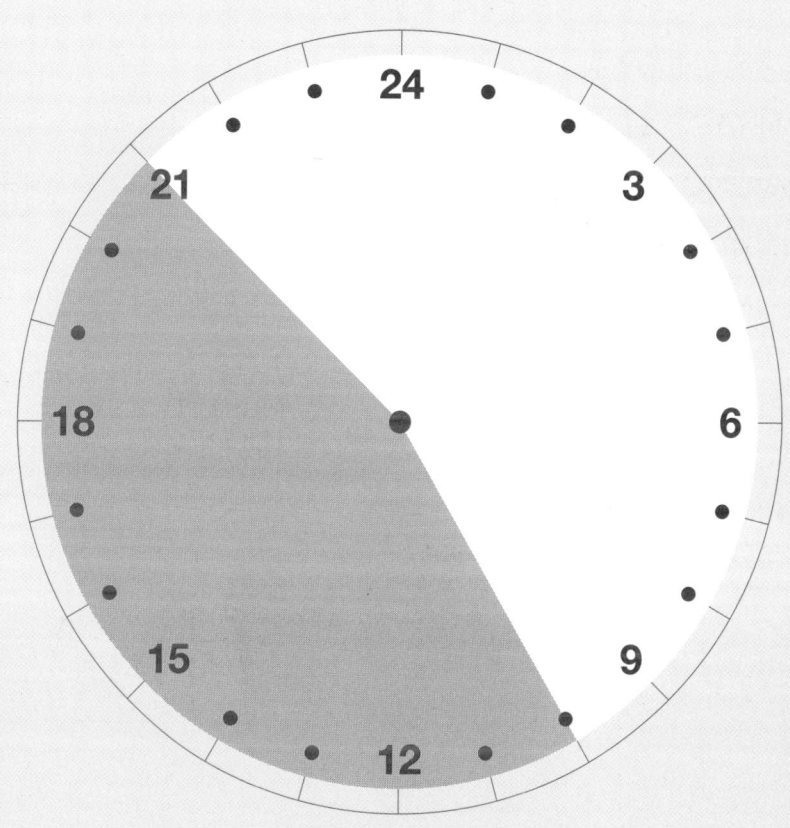

고혈압 | 워킹 프로그램

워킹 프로그램

1주차	○ 천천히 걷는 데 익숙해지도록 평소 걸음보다 느리게 15분간 워킹 한다. ○ 워킹 중 주변 경치를 즐기며 마음의 긴장을 푼다.
2주차	○ 시간을 좀 더 늘린다. ○ 평소보다 느린 속도로 20~30분간 걷는다. ○ 팔다리는 의식적으로 움직이기보다 자연스럽게!
3주차	○ 평소보다 느린 속도로 여유롭게 20분간 걷는다. ○ 워킹 중 자주 종아리 스트레칭을 한다. ○ 걷는 동안 자주 천천히 복식호흡한다.
4주차	○ 심장도 호흡도 가장 편안하게 느끼는 속도로 30분간 걷는다. ○ 워킹 도중에 멈춰서 종아리 스트레칭을 하거나 경치를 감상하면서 심신의 긴장을 푼다.

플러스알파 운동

종아리 스트레칭	깊은 호흡 또는 복식호흡
○ 말초혈관을 확장시키고 혈액순환을 원활하게 한다. ○ 워킹 중이 아니라도 언제 어디서든 할 수 있다.	○ 깊은 심호흡은 교감신경을 진정시켜 혈압을 낮춘다. ○ 긴장하거나 스트레스를 받았다면 호흡으로 조절한다.

`고혈압`　**플러스알파 운동**

종아리 스트레칭

① 한쪽 다리를 앞으로 내민다.
② 양쪽 발바닥을 지면에 붙인 채,
   뒤쪽 다리의 무릎은 펴고
   앞쪽 다리의 무릎은 구부린다.
③ 뒤쪽 다리의 종아리가 충분히 펴졌다면
   그 상태를 20초간 유지한다.
④ 좌우 각각 2~3회 반복한다.

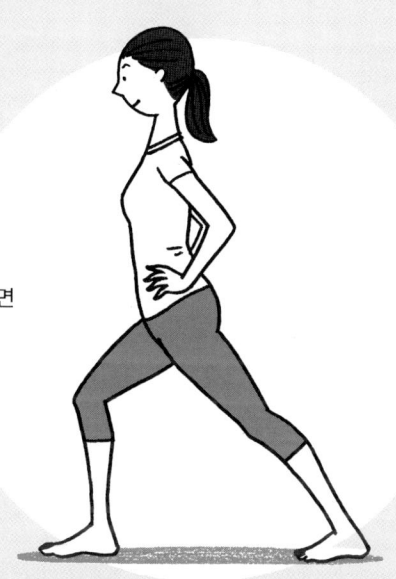

심호흡

① 코로 천천히 숨을 마신다.
② 가득 마셨다면 입으로 천천히 내쉰다.
③ 5회 반복한다.

지질이상증에 대처하는
4주 프로그램

최대 근력의 50퍼센트 강도(호흡이 힘들지 않을 정도의 빠른 워킹)로 15분 이상, 가능하다면 30분 이상 걷는다. 적어도 1주에 3일 이상 걷자.

지질이상증의 예방 및 개선을 위해서는 적절한 식이요법을 병행해야 한다. 과식을 피하고 식이섬유 섭취를 늘린다. 단맛이 나는 음식이나 콜레스테롤이 다량 함유되어 있는 식품(달걀, 명란, 마른 멸치, 연어 알, 성게 알 등)을 자제한다.

지질이상증 워킹 하기 좋은 시간대

① 중성지방이 상승하는 식후 1시간 뒤가 최적의 시간대다.
   가능하다면 식사를 마칠 때마다 걷는다.
② 운동량을 늘리면 효과가 높아지기 때문에
   가급적 그 이외의 시간에도 걷는다.

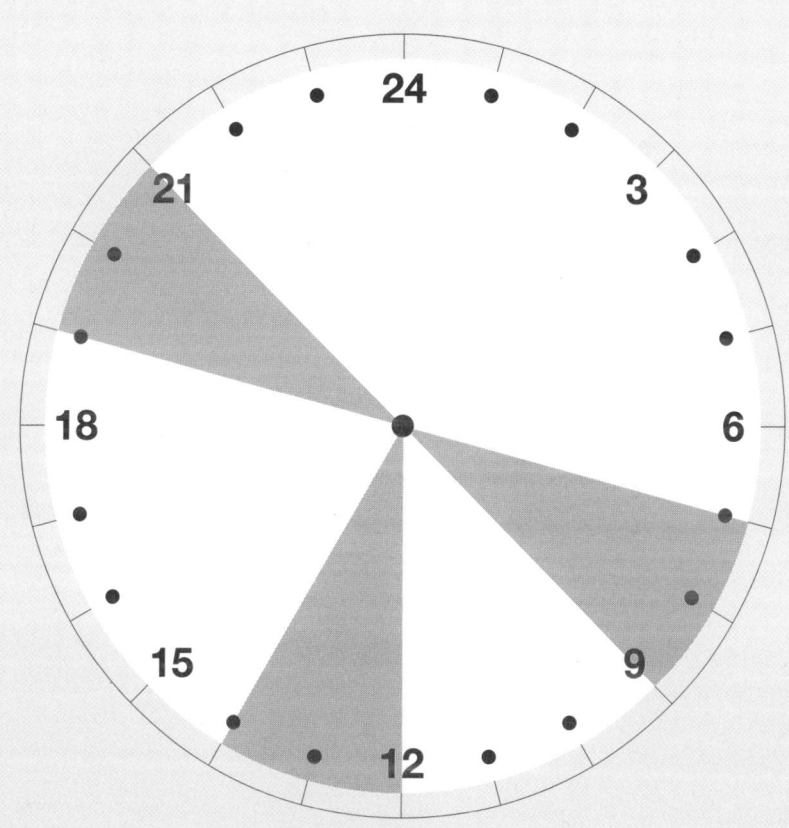

지질이상증 워킹 프로그램

워킹 프로그램

1주차	○ 평소보다 조금 빠른 속도로 10~20분간 걷는다. ○ 팔다리는 조금 크게 흔들어 운동량을 증가시킨다.
2주차	○ 평소보다 조금 빠른 속도로 25~30분간 걷는다. ○ 팔다리는 조금 크게 흔들어 운동량을 증가시킨다.
3주차	○ 호흡이 힘들지 않을 정도의 빠른 워킹으로 20~30분간 실시한다. ○ 팔다리는 조금 크게 흔들어 운동량을 증가시킨다.
4주차	○ 호흡이 힘들지 않을 정도의 빠른 워킹으로 30~60분간 실시한다. 1주간에 180분 이상을 목표로 정한다. ○ 팔다리는 조금 크게 흔들어 운동량을 증가시킨다.

플러스알파 운동

스쿼트	전신을 이용한 유산소운동
○ 큰 허벅지 근육을 움직여 전신의 혈액순환을 개선한다. ○ 식후에, 워킹 전 실시하면 좋다.	○ 식후나 걷기 전에 운동하면 좋다.

지질이상증 플러스알파 운동

스쿼트

① 양다리를 어깨너비로 벌인다.
② 양팔을 어깨 높이에서 앞으로 뻗어 몸의 균형을 잡는다.
③ 허벅지가 바닥과 수평이 될 때까지 무릎을 굽혔다가 펴는 운동을 10회 반복한다.
④ 2~3세트 실시한다.

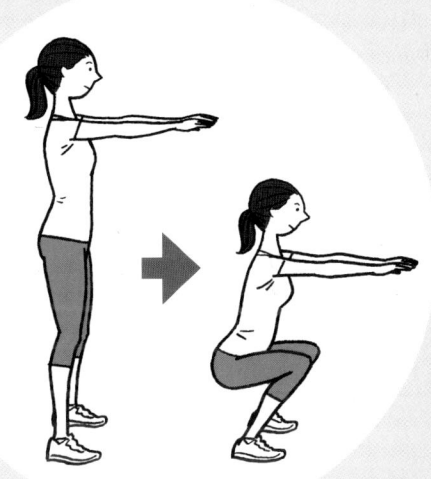

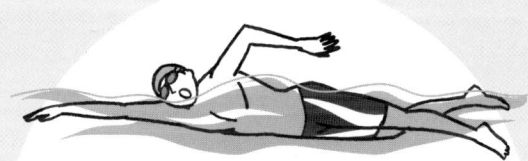

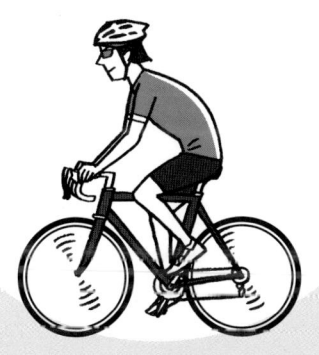

전신을 이용한 유산소운동

수영, 사이클링 등 전신을 사용하여 장시간 몸을 움직이는 운동을 실시한다. 승패를 겨루는 운동은 그다지 효과를 기대할 수 없다.

당뇨병에 대처하는
4주 프로그램

에너지원이 되는 포도당은 혈액을 타고 온몸의 세포로 보내진다. 그런데 당뇨가 생기면 포도당을 운반하는 기능이 저하되고 혈액 속에 포도당이 많아져 고혈당이 된다. 고혈당이 되면 쉽게 지치고, 체중이 줄고, 팔다리에 쥐가 나고, 오줌의 양이 증가하고, 손발이 저리는 등 여러 증상이 나타난다.

당뇨병을 예방하고 개선하기 위해서는 혈중 여분의 포도당을 운동으로 모조리 써버리는 것이 좋다. 포도당을 충분히 사용하기 위해서는 호흡이 힘들지 않은 정도의 빠른 워킹을 30분간 실시한다. 30분간 1회 하는 운동이나 3분간 10회 하는 운동의 효과는 거의 같다. 바쁠 때는 자투리 시간을 이용하여 틈날 때마다 워킹 한다.

당뇨병 워킹 하기 좋은 시간대

① 당뇨병은 식후 급격한 혈당 상승이 문제다.
식후 고혈당을 억제하기 위해서 식후 30분~2시간 사이에
워킹 하는 것이 가장 좋다.

② 걷기에 적합하지 않은 시간대는 공복시, 이른 아침,
아침식사 전, 심야다. 이 시간대에는 가급적 운동을 피한다.

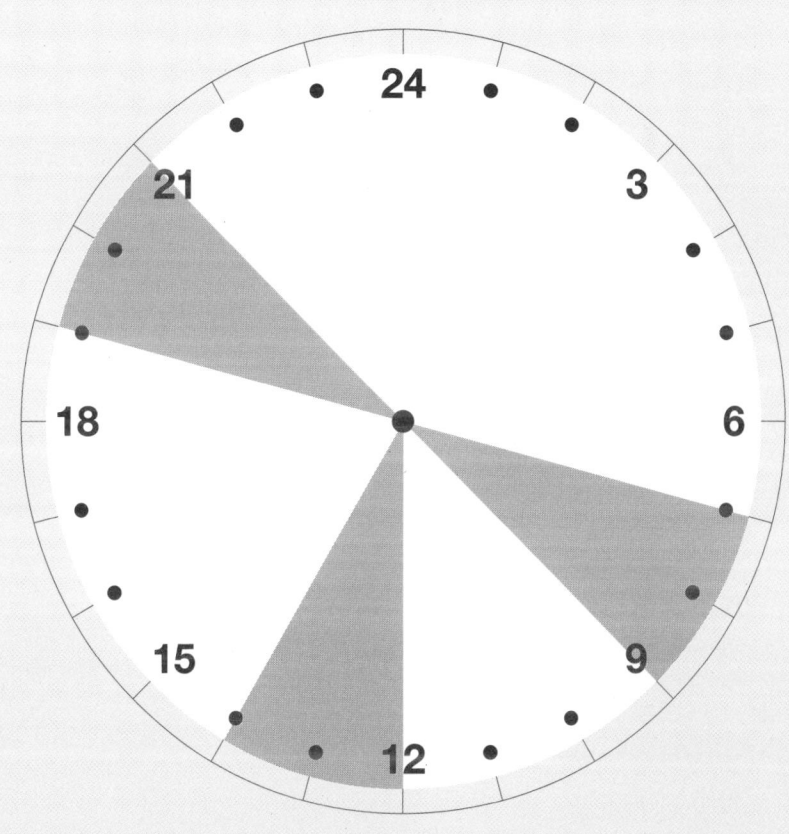

당뇨병 워킹 프로그램

워킹 프로그램

1주차	○ 평소보다 조금 빠르게 매 식사 후 5~10분간 워킹 한다.
2주차	○ 평소보다 조금 빠르게 매 식사 후 5~10분간 워킹 한다. ○ 그 외 시간에도 조금 빠른 속도로 5~10분간 워킹 한다.
3주차	○ 호흡이 힘들지 않을 정도의 빠르기로 20~30분간 워킹 한다. ○ 팔다리는 조금 크게 흔들어 운동량을 증가시킨다.
4주차	○ 호흡이 힘들지 않을 정도의 빠르기로 30~60분간 워킹 한다. ○ 1일 8,000~1만 보를 목표로 정한다.

플러스알파 운동

스쿼트	복근운동
○ 스쿼트를 비롯한 다양한 근력 운동 ○ 오후나 잠자기 전에 실시한다. 워킹 전에 실시하면 좋다.	○ 오후나 잠자기 전에 운동한다. 워킹 전이나 후, 어느 때라도 좋다.

| 당뇨병 | **플러스알파 운동**

스쿼트

① 양다리를 어깨너비로 벌인다.
② 양팔을 어깨 높이에서 앞으로 뻗어 몸의 균형을 잡는다.
③ 허벅지가 바닥과 수평이 될 때까지 무릎을 굽혔다가 펴는 운동을 10회 반복한다.
④ 2~3세트 실시한다.

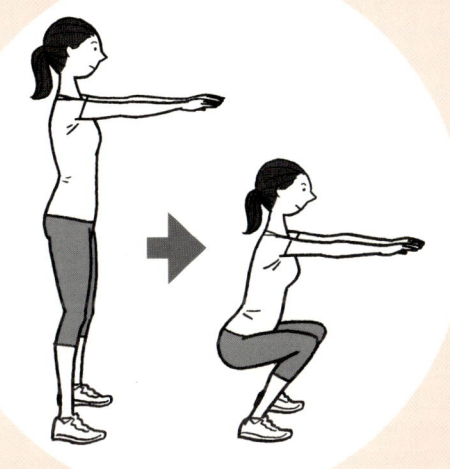

복근운동

① 두 무릎을 세우고 눕는다.
② 양손을 머리 옆에 둔다.
③ 등을 바닥에서 완전히 떨어질 때까지 들어 올렸다면 원래 자세로 돌아간다.
④ 10~20회 반복한다.
※ 복근운동을 하기 어려운 사람은 머리와 어깨를 들어올리는 것부터 시작한다.

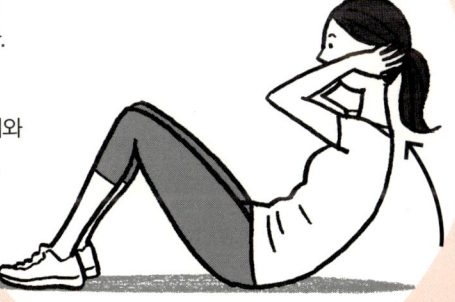

골다공증에 대처하는
4주 프로그램

뼛속에는 오래된 뼈를 파괴하고 새로운 뼈를 만드는 신진대사가 쉬지 않고 반복하여 일어난다. 파괴되는 오래된 뼈의 양과 새롭게 생성되는 뼈의 양이 같다면 뼈의 강도는 유지된다. 그런데 오래된 뼈를 파괴하는 작용이 새로 만드는 작용보다 활발하게 이뤄지기 때문에 자칫 방심하면 뼈가 줄어 골다공증이 된다. 특히 운동 부족을 주의해야 한다. 운동이 부족하면 뼈를 파괴하는 작용이 빨라진다.

골다공증을 예방하고 개선하기 위해서는 뼈에 무게나 자극이 가해지는 운동이 적합하다. 뼈에 적당한 무게나 자극을 가하면 뼈의 파괴 작용을 억제할 수 있기 때문이다.

골다공증 **워킹 하기 좋은 시간대**

① 뼈 생성은 밤에 잠자는 동안 이뤄진다.
따라서 잠자리에 들기 전까지 뼈에 자극을 가한다.
② 낮 동안 충분히 햇빛을 받으면 뼈의 생성작용이 높아진다.
③ 오후 1시~오후 9시 사이가 워킹 하기에 가장 좋은 시간대이다.

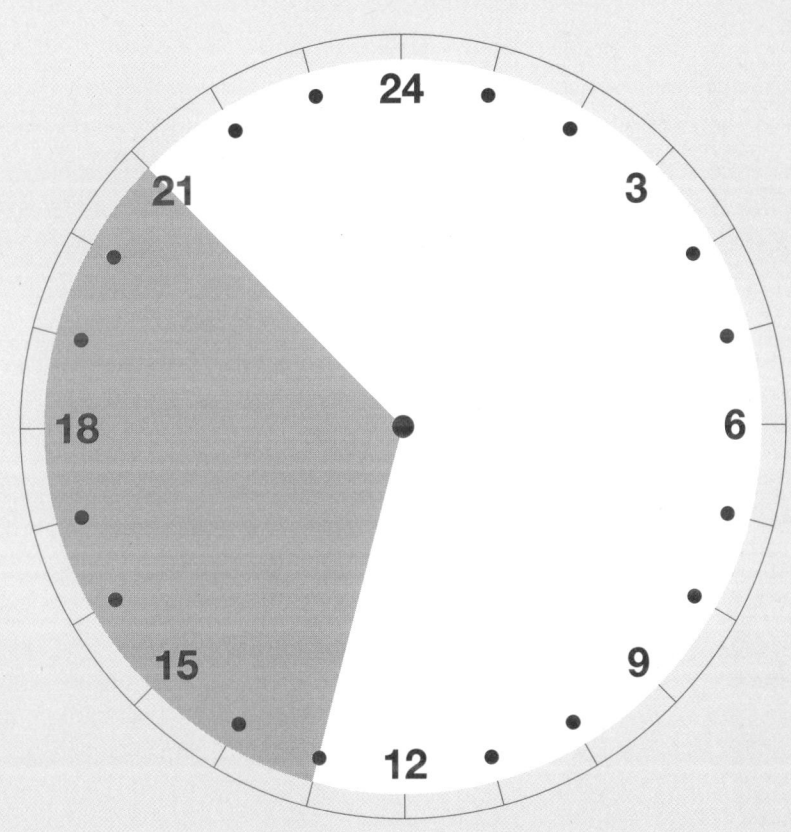

골다공증 워킹 프로그램

워킹 프로그램

1주차	○ 평소보다 조금 빠르게 5~10분간 워킹 한다.
2주차	○ 500ml 페트병을 양손에 하나씩 들고 평소보다 조금 빠르게 5~10분간 워킹 한다.
3주차	○ 500ml 페트병을 양손에 하나씩 들고 평소보다 조금 빠르게 15~30분간 워킹 한다.
4주차	○ 500ml 페트병을 양손에 하나씩 들고 평소보다 조금 빠르게 15~30분간 워킹 한다. ○ 워킹 도중 발바닥 전체로 지면을 강하게 내딛는 워킹 (70쪽 참조)을 5~10걸음, 1회 실시한다.

플러스알파 운동

점프	짐 운반
○ 뼈에 충격을 주면 뼈가 튼튼해진다. ○ 오후에 한다. 워킹 전에 해주면 좋다.	○ 체중+짐 무게를 뼈에 가하면 뼈가 튼튼해지는 효과가 있다. ○ 특히 오후에 실시하는 것이 좋다.

골다공증 플러스알파 운동

점프

① 양팔을 들어올리면서 가능한 한 높이 점프한다.
② 3~5회 반복한다.
  이것을 하루에 수차례 한다.

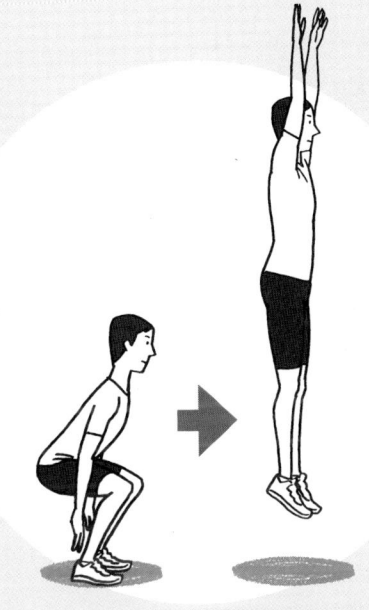

짐 운반

출퇴근이나 장을 보러 갈 때 5kg 이상의 짐을 운반한다.

통풍 개선을 위한
4주 프로그램

통풍은 혈액 속에 요산이 대량으로 쌓이면서 생긴다. 요산은
푸린체에서 발생한 노폐물로, 타고 남은 찌꺼기다. 이 찌꺼기가
체내에 쌓이지 않게 하기 위해서는 원활한 혈액순환과 활발한
신진대사가 전제되어야 한다. 워킹은 신진대사가 활발히
이뤄지도록 돕기 때문에 통풍을 개선하는 최적의 운동이다.

그러나 워킹 강도가 너무 세면 오히려 신장의 요산 배출을
방해하기 때문에 통풍 개선 효과를 얻을 수 없고, 때로는
통증이 더 심해지기도 한다. 통풍을 개선하기 위해서는 호흡이
힘들지 않을 정도의 빠르기로 15~30분간 워킹 한다.
체내 수분이 부족하면 요산 배출이 어려우므로 워킹 중 수분을
꼭 보충한다.

통풍 워킹 하기 좋은 시간대

통풍 발작은 이른 아침과 늦은 밤에 일어나기 쉽다.
따라서 그 시간대를 피해 워킹 한다.

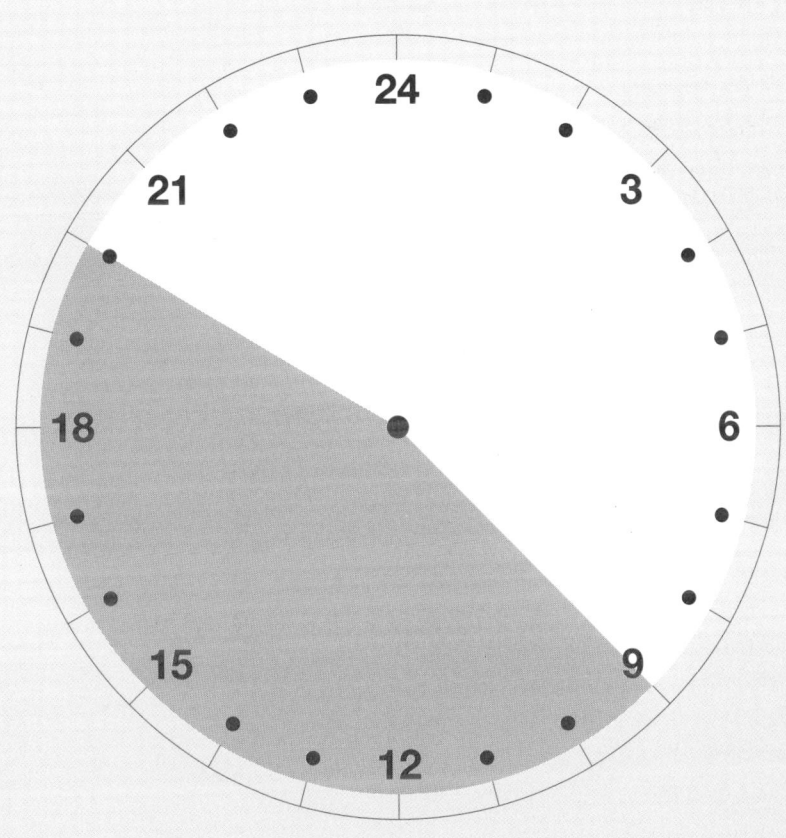

통풍 워킹 프로그램

워킹 프로그램

1주차	○	평소보다 조금 빠르게 15~20분간 워킹 한다.
2주차	○	평소보다 조금 빠르게 25~30분간 워킹 한다.
3주차	○	호흡이 힘들지 않은 정도로 조금 빠르게 15~20분간 워킹 한다.
4주차	○	호흡이 힘들지 않은 정도로 조금 빠르게 30분간 워킹 한다.

플러스알파 운동

종아리 스트레칭	발꿈치 업다운
○ 혈액순환을 개선하고 신진대사를 높여준다.	○ 오래 앉아 있는 업무를 할 때 자주 하면 좋다.
○ 집안일이나 업무 틈틈이 한다.	○ 집안일이나 업무 틈틈이 한다.

통풍 플러스알파 운동

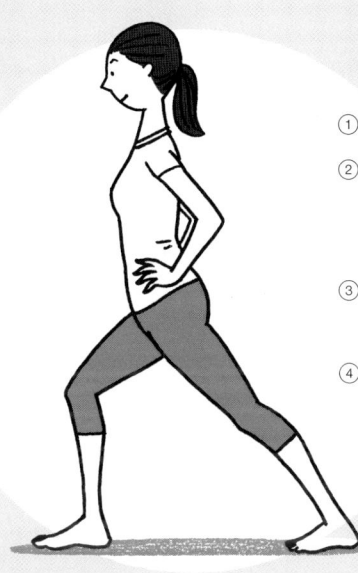

종아리 스트레칭

① 한쪽 다리를 앞으로 내민다.
② 양쪽 발바닥을 지면에 붙인 채, 뒤쪽 다리의 무릎은 펴고 앞쪽 다리의 무릎은 구부린다.
③ 뒤쪽 다리의 종아리가 충분히 펴졌다면 그 상태를 20초간 유지한다.
④ 좌우 각각 2~3회 반복한다.

발꿈치 업다운

① 의자 등받이에 손을 짚고 몸을 안정시킨다.
② 양쪽 발꿈치를 올렸다가 내리는 동작을 리드미컬하게 10~20회 반복한다.
③ 2~3세트 실시한다.

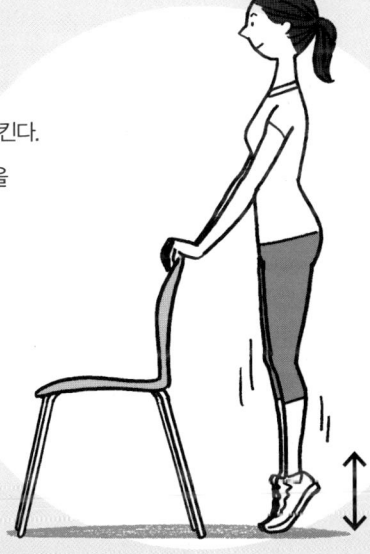

짜증·우울 해소를 위한
4주 프로그램

뇌 속에서 노르아드레날린이나 도파민이 과잉으로 분비되면 짜증, 불안, 우울 증상이 나타난다. 스트레스를 해소하기 위해서는 노르아드레날린과 도파민의 분비량을 줄이면 된다. 여기에 작용하는 것이 세로토닌이다. 세로토닌은 노르아드레날린과 도파민의 분비량을 조절하고 스트레스를 해소한다. 초조나 불안, 우울을 해소하기 위해서는 세로토닌 분비를 활발하게 한다.

몸을 리드미컬하게 움직이는 워킹은 세로토닌의 분비를 활성화한다. 아침 햇볕을 쬐면 한층 효과가 높다.

짜증·우울 **워킹 하기 좋은 시간대**

오전 6시~오전 9시가 가장 적합한 시간대다.
아침 햇살을 쬐면서 걷는다.

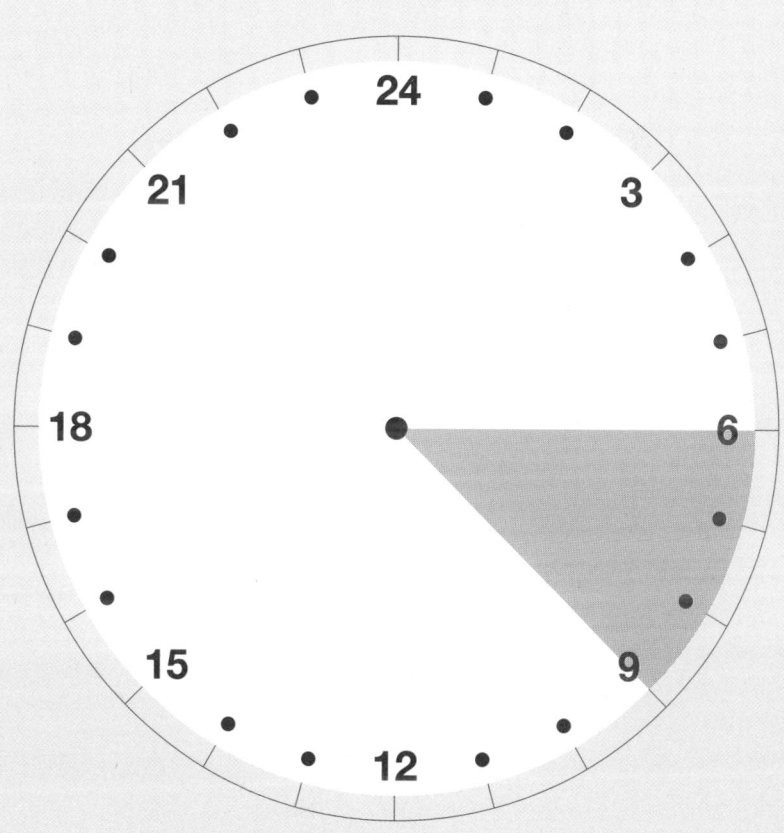

짜증·우울 워킹 프로그램

워킹 프로그램

1주차	○ 아침에 일어나 5~10분간 산책하는 데 익숙해진다.
2주차	○ 아침에 기상해 15~20분간 산책한다.
3주차	○ 아침 산책에 더해 집안일이나 업무 틈틈이 5분간 산책하며 기분을 전환한다.
4주차	○ 3주차처럼 아침과 집안일이나 업무 틈틈이 산책한다. 이때 의식적으로 조금 천천히 호흡한다.

플러스알파 운동

심호흡	잠들기 전 반신욕
○ 심호흡은 교감신경을 진정시킨다.	○ 잠자리에 들기 1시간 전이 좋다.

> 짜증·우울 플러스알파 운동

심호흡

코로 천천히 숨을 마시고,
입으로 천천히 내쉰다.
이 심호흡을 5~10회 반복하자.

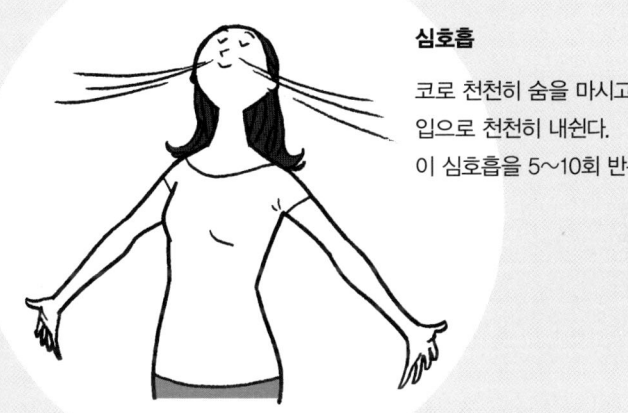

잠들기 전 반신욕

잠자기 전 반신욕으로 몸과 마음의 긴장을 풀어준다. 욕실 조명이나 향기도 적절히 이용하면 좋다.

불면증 개선을 위한
4주 프로그램

좀처럼 잠들지 못하고, 잠이 들어도 여러 차례 깨거나 이른 아침에 각성하는 상태가 계속되면 충분히 수면을 취하지 못해 낮 동안 의욕이나 집중력이 떨어진다. 잠을 잘 자는 몇 가지 방법을 소개한다.

○ 낮에 햇볕을 듬뿍 쬐어 잠에 빠져들게 하는 멜라토닌 기능을 활발하게 한다.

○ 낮 동안 운동으로 가벼운 피로감을 느끼자.

○ 잠자기 1시간 전에 입욕이나 따뜻한 차로 체온을 올리고 나서 숙면을 유도한다.

🔴 **불면증**　**워킹 하기 좋은 시간대**

① 오전 6시~오전 8시 사이에 아침 햇살을 받으면서 걷는다.
② 오후 1시~오후 6시 사이에 가벼운 피로감이 느껴질 만큼 걷는다.
③ 오후 9시~오후 10시경 잠자기 전에 걷는다.

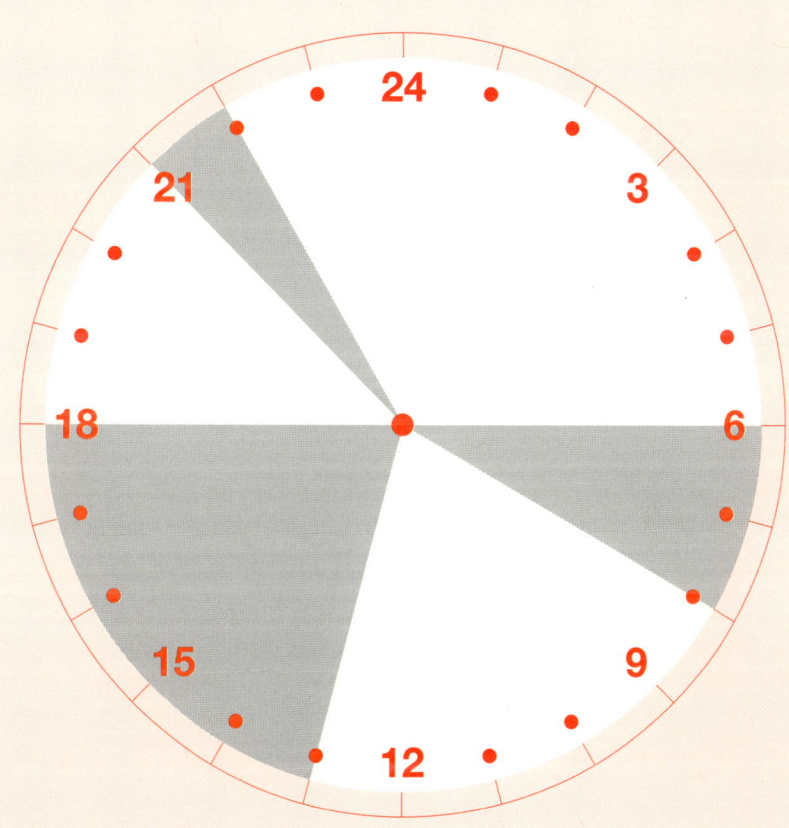

불면증 워킹 프로그램

워킹 프로그램

1주차	○ 낮에 호흡이 힘들지 않을 정도의 속도로 15~20분간 걷는다.
2주차	○ 낮에 호흡이 힘들지 않을 정도의 속도로 15~20분간 걷는다. ○ 잠자기 1시간 전, 천천히 30분간 걷는다.
3주차	○ 아침에 일어나 10~15분간 산책한다. ○ 잠자기 1시간 전, 천천히 30분간 걷는다.
4주차	○ 아침에 일어나 10~15분간 산책한다. ○ 낮에 호흡이 힘들지 않을 정도의 속도로 15~20분간 걷는다. ○ 잠자기 1시간 전, 천천히 30분간 걷는다.

플러스알파 운동

잠자기 전 맨손 체조	잠자기 전 반신욕
○ 잠자기 전 체온을 올리면 쉽게 잠이 든다. ○ 잠자기 30분 전에 실시하면 좋다.	○ 잠자기 전 체온을 올리고 긴장을 풀어주면 쉽게 잠이 든다. ○ 잠자기 1시간 전이 좋다.

불면증 플러스알파 운동

가벼운 맨손 체조

잠자리에 들기 전에 흔히 알고 있는 맨손 체조를 5~10분 정도 실시한다. 옆구리를 늘려주는 동작이나 팔다리를 길게 뻗어 기지개를 펴는 동작, 머리를 천천히 큰 원을 그리듯 돌리기, 머리를 숙이거나 뒤로 젖혀 목과 어깨 근육을 이완시키는 동작도 좋다.

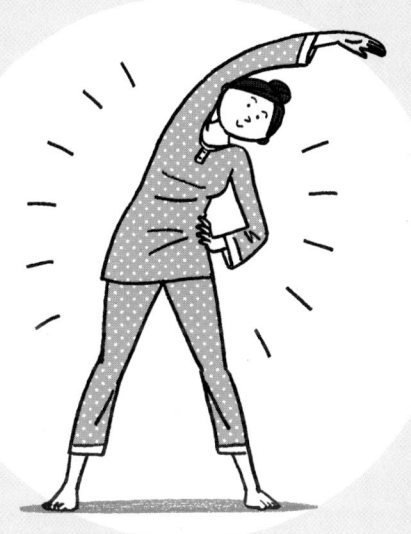

잠들기 전 반신욕

잠자기 전 반신욕으로 몸과 마음의 긴장을 풀어준다. 욕실 조명이나 향기도 적절히 이용하면 좋다.

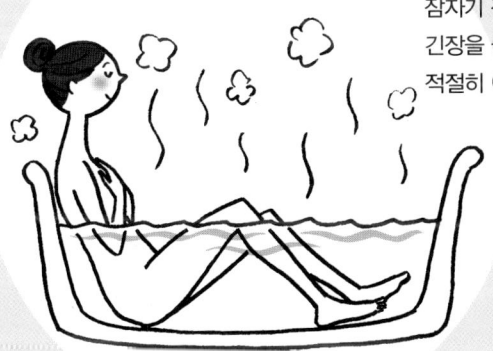

인지증 예방을 위한
4주 프로그램

규칙적으로 운동하는 것이 가장 중요하다. 장시간이 아니더라도 하루에 15~30분 정도의 짧은 시간이라도 규칙적으로 운동하자. 일상생활에서 꾸준히 걷는 노력이 인지증 예방을 위한 포인트.

> **인지증** 워킹 하기 좋은 시간대

오전 6시~오후 10시 사이, 가장 편한 시간에 걷는다.
규칙적으로 워킹을 꾸준히 할 수 있는 시간대를 정해서,
날마다 그 시간에 운동한다.

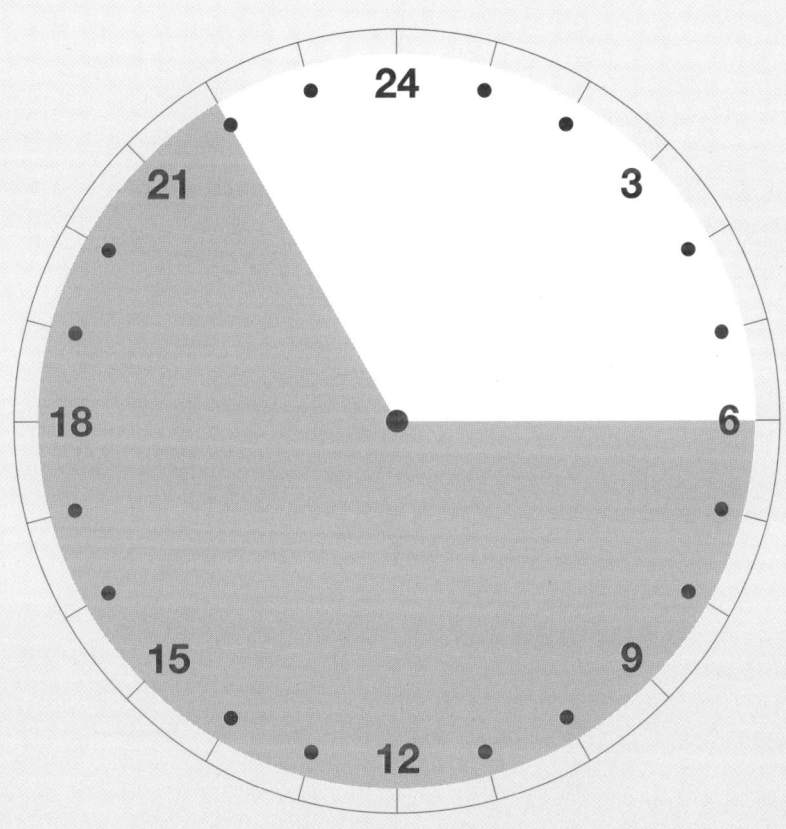

인지증 워킹 프로그램

워킹 프로그램

1주차	○ 다양한 시간대에 걸어보고 규칙적으로 꾸준히 워킹 할 수 있는 평일과 휴일의 시간대를 찾는다. ○ 스스로 정한 시간대에 5~10분간 걷는다. 그날의 기분에 맞춰 적절한 속도로 걷는다.
2주차	○ 자신이 정한 워킹 시간에 꾸준히 걷는다. ○ 그날 기분에 맞춰 적절한 속도로 15~20분간 걷는다.
3주차	○ 자신이 정한 워킹 시간에 꾸준히 걷는다. ○ 그날 기분에 맞춰 적절한 속도로, 가능하면 30분 정도 걷는다.
4주차	○ 자신이 정한 워킹 시간에 꾸준히 걷는다. ○ 천천히 30분 정도 걷는다. ○ 워킹 중 주변의 풍경과 계절의 변화를 충분히 만끽한다.

플러스알파 운동

교차보행	의자에 앉아 워킹
○ 의식적으로 몸을 움직여준다. ○ 오전과 오후에 각각 1회씩 걷는다.	○ 워킹 중 벤치에 앉아서, 비나 눈이 올 때는 사무실이나 집에서 해도 좋다. ○ 오전과 오후에 각각 1회씩 걷는다.

인지증　**플러스알파 운동**

교차보행

다리를 교차하면서
옆으로 걷는 동작을
좌우 교대로
10걸음씩 한다.

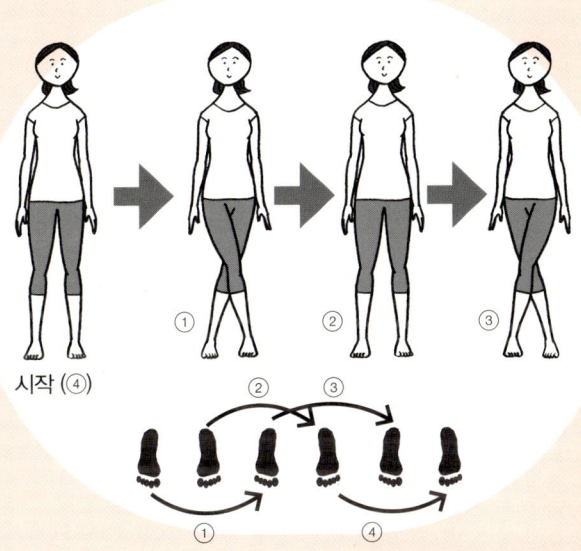

의자에 앉아 워킹

의자에 앉아 양팔과 양다리를
움직여 워킹 한다.
3~5분간 한다.

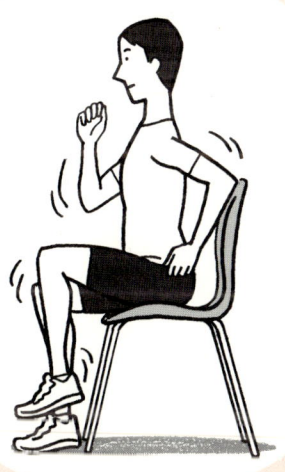

요통 개선을 위한
4주 프로그램

허리 부근의 긴장을 풀어줘야 한다. 허리 부근의 근육이 오래 긴장한 채로 있으면 혈액순환이 나빠져 통증이 생긴다. 근육 긴장은 허리뼈를 압박하기 때문에 통증을 더 악화시킨다.

요통을 개선하기 위해서는 허리 주변 근육의 긴장을 풀어주는 것이 좋다. 워킹은 허리 근육을 자연스럽게 풀어주고 혈액순환을 향상시킨다. 단 머리나 상체를 앞으로 숙인 나쁜 자세는 허리에 부담을 가중시킨다. 허리가 좋지 않다면 올바른 자세로 걷고 있는지 매 순간 점검한다.

요통 워킹 하기 좋은 시간대

일상생활이 이뤄지는 오전 9시~오후 6시에 실시한다.

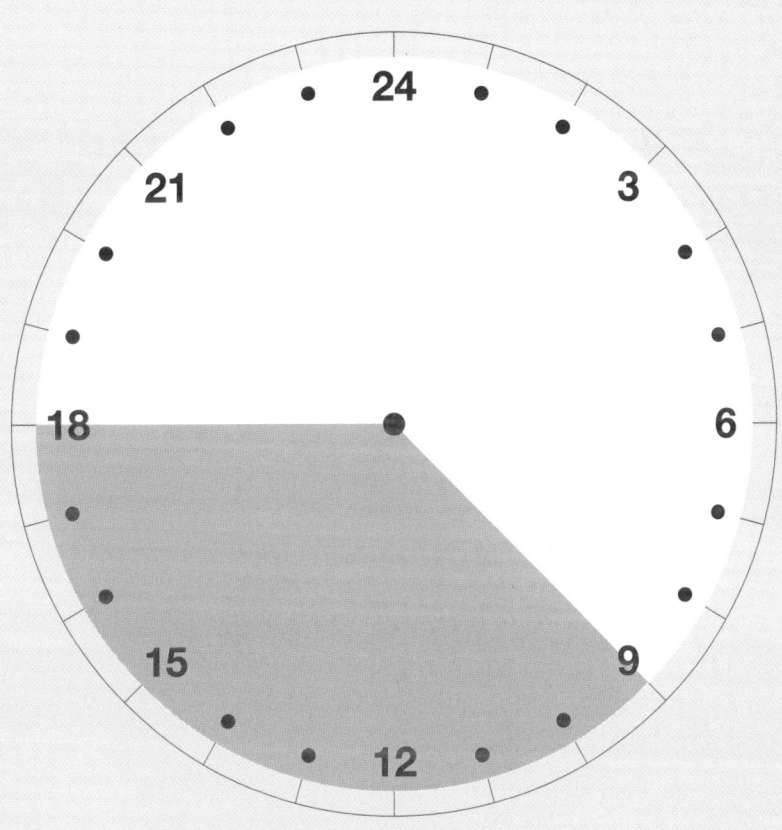

요통 워킹 프로그램

워킹 프로그램

1주차	○ 허리에 부담을 주지 않도록 바른 워킹 자세를 익힌다. ○ 머리를 곧게 세우고 허리가 과도하게 틀어지지 않는 자세로 걷는다. ○ 워킹 중 배는 집어넣는다. 배를 넣으면 골반이 안정된 위치에 놓여 요통을 줄여준다.
2주차	○ 바른 자세로 5~10분간 산책한다.
3주차	○ 바른 자세로 10~15분간 산책한다.
4주차	○ 바른 자세로 천천히 30분 이상 걷는다.

플러스알파 운동

배·등 근육 강화	허리 근육의 긴장 완화
○ 허리 근육을 단련하는 동작이다. ○ 잠자기 전에 운동한다.	○ 허리 근육의 긴장을 풀어주는 동작이다. ○ 퇴근 후 저녁 무렵에 운동한다.

요통 플러스알파 운동

배·등 근육 강화

① 무릎을 세우고 바로 눕는다.
② 엉덩이를 들고 그대로 7초간 유지한다(호흡은 멈추지 않는다).
③ 휴식을 넣어 3회 반복한다.

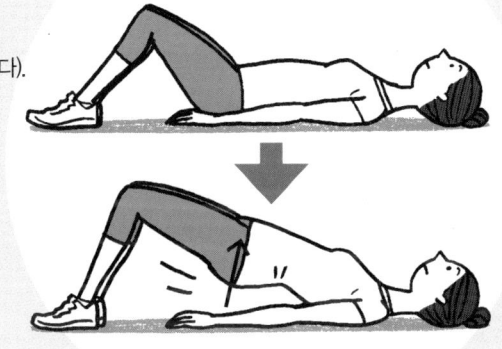

허리 근육의 긴장 완화

① 의자 위에 종아리를 얹는다.
② 무릎과 허리를 거의 직각으로 자세를 잡는다.
③ 이 자세를 3~5분간 유지한다.

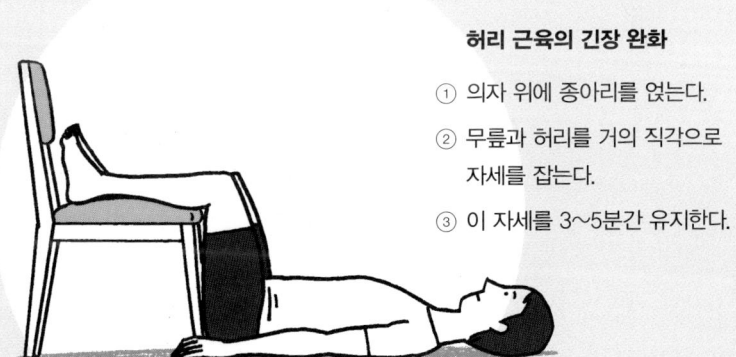

CHAPTER 6

위험한
걷기

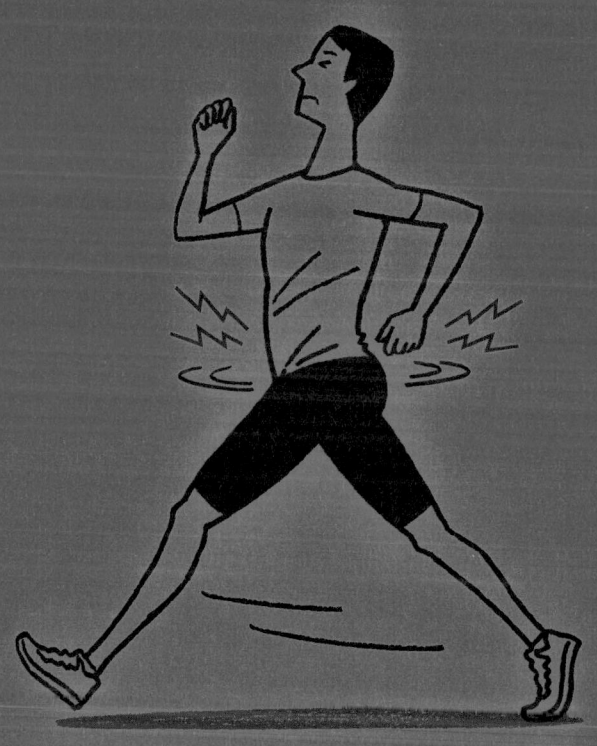

탈수증상,
열중증(熱中症)

성인의 체내 수분량은 체중의 약 50~60퍼센트에 이른다. 특히 땀을 많이 흘리는 체질이라면 운동할 때 체내 수분이 부족하지 않도록 수분을 충분히 보충해준다.

① 워킹 30분 전에 1~2컵 분량의 수분을 섭취한다.
② 워킹 중에는 20분마다 1컵 분량의 수분을 섭취한다.
③ 워킹이 끝난 뒤 1~2컵 분량의 수분을 섭취한다.

기온이 높을 때 강도 높은 워킹을 하면 평소보다 많은 수분과 염분이 땀과 함께 몸 밖으로 배출된다. 이로 인해 체내의 수분과 미네랄 균형이 깨져 신체 조절능력이 무너지면 현기증, 근육통, 두통, 구토, 의식장애에 이르는 여러 증상이 나타난다. 열중증이나 탈수증을 막기 위해서 다음의 사항을 지킨다.

① 스포츠음료를 마신다

스포츠음료에는 당분도 포함되어 있어 에너지 보급에도 도움이 된다.

② 신체 세 곳의 체온을 낮춘다

목 뒤, 겨드랑이 아래, 허벅지 안쪽 위, 이 세 곳을 차게 하면
열중증 예방에 도움이 된다. 쿨 머플러나 냉각 스프레이를 이용하는 것도 좋다.

③ 땀복을 착용하지 않는다

땀복을 입고 운동하면 많은 땀을 흘리기 때문에 체중은 줄겠지만,
급성 탈수증을 일으킬 위험성이 높다. 탈수증을 예방하기 위해서는
통기성 좋은 운동복을 착용한다.

④ 기온이 갑자기 오를 때는 특히 주의한다

인체는 더위에 익숙해지는 데 약 일주일의 적응 시간이 필요하다.
기온이 갑자기 상승한 날, 몸은 아직 더위에 익속해진 상태가
아니므로 쉽게 열중증을 일으킨다. 기온이 급속히 상승한 날에는
운동을 중지하든지 가벼운 정도로 실시하도록 주의한다.

운동 중에도
저체온증이 올 수 있다

인간은 항온동물이다. 외부 기온의 변화에 상관없이 체온이 일정한 범위 내에서 유지한다는 의미다. 인간의 경우 36~37도 사이에서 체온을 유지한다. 항온 능력은 자율적인 체온조절 기능 덕분이다. 그런데 외부 기온이 체온조절 한도보다 낮아지면 자율적인 체온조절 능력이 제힘을 발휘하지 못하고 체온이 떨어진다. 체온이 최저한도 아래로 내려가면 몸에 여러 가지 증상이 발생한다. 저체온증도 그중 하나다. 저체온증 초기에는 한기와 몸이 떨리는 증상이 나타난다. 좀 더 진행되면 서는 것도 걷는 것도 불가능해진다. 여기서 더 진행되면 혼수상태에 빠지거나 사망할 수도 있다.

저체온증은 겨울 산행 중에만 발생하는 것이 아니다. 추운 계절에는 워킹도 저체온증을 일으킬 수 있다. 두꺼운 옷을 입고 워킹 하면 체온이 낮은 날에도 땀을 흘린다. 땀에 젖은 옷을 입은 채로 워킹을 계속하면 체온이 급격히 저하된다. 추운 날 워킹 할 때는 처음에는 두꺼운 옷을 입었다가 몸이 더워지면 옷을 벗어 체온이 지나치게 오르지 않도록 막는다. 몸이 조금 춥다고 느끼면 벗었던 옷을 입어 보온해준다. 추운 날에는 옷을 입었다 벗는 것으로 체온조절을 한다.

다른 한 가지 원인은 바람이다. 몸이 바람에 노출되면 몸의 열기를 빼앗겨 체온이 급격히 저하된다. 바람 부는 날에는 바람을 막고 땀을 증발시킬 수 있는 방풍성과 투습성을 갖춘 기능성 옷을 입는 것이 좋다. 저체온증은 기온이 낮은 초가을부터 일어나기 쉽다.

워킹 중의 위험신호를
놓치지 마라

우리 몸은 여러 가지 신호를 끊임없이 보내고 있다. 우리가 일찌감치 위험한 상태를 알아차릴 수 있도록 보내는 신호다. 위험을 일찍 알아차릴 수 있다면 위험을 피하거나 위험과 맞닥뜨리는 상황을 조금이라도 줄일 수 있다. 우리의 몸은 쉬지 않고 신호를 보냄으로써 자기방어를 한다.

워킹은 전력질주처럼 몸에 무리한 부담을 주지 않기 때문에 안전한 운동이라고 생각하기 일쑤다. 그러나 실제로 워킹 도중 많은 사고가 일어난다. 특히 고령자들이 즐기는 운동이기 때문이다. 허리나 무릎 관절을 다치는 것은 물론, 아킬레스건이 끊어지거나 협심증 발작을 일으키는 등의 사고가 이어진다. 몸이 보내는 위험신호를 감지하고 서둘러 대응할 필요가 있다. 발열, 수면부족, 식욕부진, 강한 피로감 등 이상 증상이 느껴지면 워킹을 그만두든가 가벼운 산책 정도로 끝낸다. 또한 다음의 신호 중 하나라도 느껴진다면 워킹을 즉시 중지한다.

워킹 중의 위험 신호

① 다리에 쥐가 난다.

② 관절이나 근육에 통증이 느껴진다.

③ 이명이 들린다.

④ 가슴이 두근거리나 숨이 차다.

⑤ 현기증이 난다.

⑥ 가슴이나 배에 통증이 느껴진다.

⑦ 평소보다 목이 마르다.

⑧ 평소보다 땀을 많이 흘린다.

추운 계절 이른 아침의 워킹은 돌연사의 위험을 높인다

오전 6시부터 오전 11시 사이에는 뇌경색, 협심증, 심근경색 등으로 인한 돌연사가 많은 시간대다. 이른 아침에는 혈류가 증가하고 혈압을 높이는 물질 레닌(renin)이 활발히 활동한다. 더욱이 이른 아침에는 혈관 수축이 활발해져 혈액 순환이 저하되고 핏덩어리가 생기기 쉽다. 이른 아침에 일어나는 이 같은 변화가 돌연사의 가능성을 높인다.

돌연사는 추운 날씨에 많이 일어난다. 후생노동성 조사에 의하면, 12월부터 3월까지의 겨울철에 돌연사가 집중된다. 특히 고혈압이나 심장병이 있는 사람은 추운 날 이른 아침에는 워킹을 피해야 한다.

이른 아침의 워킹이 좋은 면도 있다. 뇌를 깨워준다는 점이다. 아침에 잠에서 깨어 가볍게 몸을 움직이면 뇌가 각성하여 활동할 준비를 한다. 더욱이 아침 햇볕을 쬐면 뇌의 각성효과가 촉진된다. 잠에서 개운하게 깨지 못하는 사람은 이른 아침 워킹이 효과적이다. 단 이른 아침 워킹의 강도는 가벼운 산책 정도가 좋다. 빠른 워킹은 심장이나 혈관에 강한 부담을 주기 때문에 피해야 한다. 또한 추운 날 워킹을 할 때는 방한구, 모자, 머플러, 장갑, 마스크를 착용하여 몸이 춥지 않도록 한다.

꼭 챙기는 사후관리

워킹 전 스트레칭으로 준비운동을 하는 사람은 있지만, 워킹이 끝난 뒤 사후관리에 신경 쓰는 사람은 거의 없다. 건강한 몸을 만들고 싶다면 워킹 후 관리도 소홀히 해서는 안 된다. 워킹 이후에 실시하면 좋은 운동은 다음의 5가지다. ①부터 ⑤까지 순서대로 실시한다.

① 정리 운동

워킹 중에는 심박 수나 혈압, 체온이 평소보다 높아진다.
진정시키고 다시 몸을 안정시키기 위해 정리 운동을 한다.
워킹 마지막 5분 동안 산책하듯이 천천히 걷는다. 이것만으로도
훌륭한 정리 운동이 된다.

② 수분 보충

워킹 중에는 땀을 흘려 체내 수분이 감소한다.
1~2컵 분량의 물을 천천히 마시자.

③ 전신 늘리기

워킹 중에는 상체를 지탱하기 위해 등이나 허리 근육이 긴장되어 있다.
긴장을 풀기 위해서 워킹이 끝나면 온몸의 힘을 빼고 바닥에 누워서
기지개 켜듯 전신 늘리기를 5분 정도 실시한다.

④ 입욕

땀을 씻어내고 피부를 청결히 하기 위해서 목욕을 한다.
단, 운동 후 오랜 시간 목욕은 심장에 부담이 되기 때문에 짧게 한다.

⑤ 릴렉스

의자에 앉든가 바닥에 누워서 10분 정도 눈을 감고 조용히 몸을 쉬게 한다.

워킹을 즐기기 위한 소품

워킹에 필요한 용품, 있으면 편리한 아이템을 소개한다.

모든 것을 갖출 필요는 없다. 자신의 목적에 따라 준비하면 된다.

---

01 운동화

운동화를 구매할 때는 다리가 붓는 저녁 무렵에 양말을 신고 사이즈를 고른다. 가능하면 워킹 전용 운동화를 신고, 발꿈치 부분은 조금 딱딱하고 발끝 부분은 유연한 것을 선택하자.

02 운동복

운동복을 선택하는 기준은 활동성, 보온성, 땀 흡수성과 배출성, 내구성이다. 야간 워킹을 계획한다면 반드시 밝은 색상을 선택하자.

03 양말

땀으로 발이 습해지지 않도록 땀 흡수성과 통기성, 발이 붓는 것을 막기 위한 적당한 압박감, 충격을 흡수하는 쿠션감을 고려한다. 발가락 양말도 추천한다.

04 모자

여름에는 체온을 낮춰 주는 섬유로 만든 모자, 물에 적셔 쓰는 모자를 권한다. 겨울철에는 스키용 모자처럼 방한용 모자로 보온한다.

05 스틱(지팡이)

스틱을 이용한 워킹은 전신 근육을 사용하기 때문에 에너지 소비량을 증가시킨다. 스틱을 이용하면 에너지 소비량이 약 20퍼센트 증가하여 다이어트 효과 또한 높일 수 있다.

06 만보기

워킹 실적을 기록하는 기준은 걸음 수다. 그날 얼마만큼 걸었는지 기록하면 매일 지속적으로 실천할 힘을 얻는다. 기능이 복잡한 장치는 필요 없다. 걸음 수만 확인할 수 있는 만보기나 스마트폰에 있는 애플리케이션으로도 충분하다.

⑦ 야간용 도구

어두워진 후 실시하는 워킹은 안전을 위하여 회중전등, 반사밴드 등을 준비한다. 자신의 존재를 알려서 충돌 등의 사고를 미연에 방지한다.

⑧ GPS

소형 GPS나 GPS 기능을 탑재한 스마트폰을 휴대하고 워킹 하면 이동 경로에 대한 데이터와 워킹 기록을 남길 수 있다.

⑨ 장갑

장갑은 여러 가지 역할을 맡는다. 추운 날에는 방한을, 햇살이 뜨거운 날에는 살갖이 타는 것을 막아준다. 스마트폰을 조작할 수 있는 장갑을 추천한다.

⑩ 디지털 카메라

주변의 풍경을 새롭게 바라볼 수 있는 여유를 얻을 수 있다.

⑪ 물병

30분 이상 워킹 할 때는 수분 보충을 위해서 물병을 휴대한다. 휴대하기 좋은 물병케이스를 준비하면 좀 더 편리하다.

⑫ 선글라스

자외선이나 먼지로부터 눈을 보호하기 위해서 선글라스를 쓴다. 안경 위에 걸치는 타입, 모자에 달린 타입, 꽃가루 알레르기용 등 다양한 기능이 추가된 제품도 있다. 운동할 때는 패션보다는 기능을 보고 선택하자.

⑬ 넥워머

목에 두르는 원통형의 방한용품인 넥워머는 겨울철 필수품이다. 스포츠용품 매장에 가면 러닝용, 스노보드용 제품이 출시되어 있다. 코부터 입까지 덮으면 마스크 대용으로 사용할 수 있다.

⑭ 라디오

운동복 주머니에 들어갈 정도의 작은 라디오를 휴대하면 음악을 듣거나 간단한 어학공부를 하는 등 지루하지 않게 운동할 수 있다.

⑮ 중량밴드나 덤벨

다리 힘이나 뼈 강화, 다이어트 등을 목표로 강도 높은 워킹을 할 때 발목에 모래주머니를 둘러주면 좋다. 남성의 경우 1.5~2킬로그램, 여성의 경우 1~1.5킬로그램이 적당하다. 또는 소형 덤벨을 활용하는 것도 좋다.

⑯ 쌍안경

새를 관찰하면서 워킹을 즐기고 싶은 사람은 쌍안경을 준비한다. 배율이 너무 높으면 화상이 흔들려 새를 관찰하기 어렵다. 휴대하기 쉬운 배율 8~10배가 적당하다.

⑰ 수첩 또는 메모지

작은 수첩과 펜을 소지하고 걷는다. 마음에 드는 것을 발견하면 그 모습을 스케치한다. 새로운 발견이 있을 것이다.

⑱ 지형도

지형도는 토지의 높낮이, 시가지, 역, 학교, 제방, 다리 등의 건축물이 분포된 상황을 보여준다. 새로운 워킹 코스를 개척할 때 도움이 되는데, 비가 내려 밖에 나갈 수 없는 날에는 지형도를 보며 걸었을 때 봤던 풍경을 머릿속에 떠올려보는 것도 하나의 즐거움이다.

⑲ 스마트폰이나 태블릿 단말기

스마트 기기는 다기능 워킹 용품이다. 카메라, 라디오, 라이트, GPS, 스케치북, 만보기 등으로 이용할 수 있다.

통증을 예방하는 보조용품

통증 예방이나 부상 방지에 도움이 되는 용품을 소개한다. 신체 부위 중 통증이 느껴지는 곳이 있다면 보조용품을 사용해보자. 그러나 통증이 있을 때는 원칙적으로는 워킹 하지 않는다.

① 인솔

발가락 끝과 신발 사이가 0.5~1센티미터라면 발 통증을 완화할 수 있다. 인솔을 이용하여 신발의 크기를 조절한다. 전문점에서 상담을 받아본다.

② 양말

워킹용 양말을 신으면 착지 충격을 분산시켜 발에 부담을 줄여준다. 피부 마찰로 살갗이 벗겨지거나 굳은살이 생기는 것을 예방할 수 있다. 스포츠용품점에서 구입할 수 있다.

③ 스패츠

스패츠의 본래 역할은 몸을 지키는 것이다. 신축성 있는 스패츠는 근육이나 관절이 불필요한 동작을 하지 않도록 막아주어 근육통이나 관절통을 예방한다. 운동량을 증가시켜 다이어트 효과를 높이는 스패츠도 있다.

④ 스틱(지팡이)

스틱은 에너지 소비량을 증가시켜 체력 만들기나 다이어트 효과를 높일 뿐 아니라, 몸의 균형을 유지시키고 안정성을 높여 넘어지는 것을 예방하는 데 도움이 된다.

⑤ 복대

워킹용 코르셋을 착용하면 복부를 안정시키고 요통을 줄이거나 예방하는 효과를 기대할 수 있다. 고관절의 통증을 경감시키고 예방해주는 워킹용 복대도 있다.

나오며

걷기에 대해 생각한다

지구는 우리에게 중력이라는 큰 부담을 견디도록 요구한다. 서 있을 때도 누워 있을 때도 우리 몸에는 늘 자기 체중만큼의 힘이 가해지고 그것을 견디며 살아야 한다. 특히, 걸을 때는 다리에 체중 혹은 그 이상의 무게가 실린다. '걷는다'는 것은 절묘한 균형을 유지하면서 넘어지지 않고 몸을 이동시키는 위태로운 운동이다. 한 다리로 몸을 지탱하면서 다른 쪽 다리를 앞으로 내딛는 동작을 하는 것은 사실 어려운 일이다. 또한 걷기는 목, 허리, 무릎, 발목 관절에 큰 부담을 준다. 더불어 관절을 에워싸고 있는 근육에도 큰 부담을 준다.

따라서 건강이나 체력을 유지하고 증진하기 위해서는
그저 단순히 '걷는' 것만으로는 충분하지 않다. 목적에 맞춰서
워킹 강도와 워킹 시간을 지키고 바른 자세로 걷지 않으면 안 된다.

고대 그리스의 히포크라테스는 '워킹은 인간에게 가장
좋은 약이다'(Walking is man's best medicine)라는 말을 남겼다.
워킹은 건강하게 살아가기 위해 각자에게 부과된 의무라고
할 수 있다. 그 의무를 멋지게 수행하기 위해서는 먼저 바르게
걷기, 즐겁게 걷기를 습관화하자. 이 즐거운 걸음으로 더 멋진
인생을 살아가길 바란다.

— 유아사 가게모토

지은이 **유아사 가게모토**

1947년 나고야 출생으로 추쿄대학 체육학부를
졸업하고 도쿄 의과대학에서 박사학위를 받았다.
현재 추쿄대학 체육학과 교수로 재직 중이며,
대학 스케이트부 선수 육성에도 힘을 쏟고 있다.
집필과 텔레비전 강연 등 활발하게 활동하며
운동의 중요성을 알리는 데 주력하고 있다.

옮긴이 **박재현**

상명대 일어일문학과를 졸업하고 일본외국어전문학교
일한 통·번역학과를 졸업했다. 일본도서 저작권
에이전트로 일했으며, 현재는 출판기획 및 전문 번역가로
활동 중이다. 『지적인 작업자를 위한 눈 스트레칭』
『장이 살아야 내 몸이 산다』 『미국인은 왜 뚱뚱한가』 등을
옮겼다.

증상별 4주 걷기 프로그램

유아사 가게모토 지음
박재현 옮김

초판 1쇄 인쇄 2015년 4월 18일	**주소** 서울시 마포구 동교로 12안길 31 2층 (121-839)
초판 1쇄 발행 2015년 4월 23일	**전화** (02) 333-3110
발행처 안테나(도서출판 마티)	**팩스** (02) 333-3169
출판등록 2013년 11월 12일	**이메일** antennabooks@naver.com
등록번호 제2013-000347호	**블로그** http://blog.naver.com/matibook
	트위터 http://twitter.com/antennabook

발행인
정희경

편집장
박정현

편집
강소영, 서성진

마케팅
최정이

디자인
땡스북스 스튜디오

[SPORTS KAGAKU NO PRO GA OSHIERU KARADA NO
FUCHO WO KAIZENSURUTAMENO SHOJOBETSU WALKING]
Copyright © 2014 KAGEMOTO YUASA
All rights reserved.

No part of this book may be used or reproduced in any manner
whatsoever without written permission except in the case of
brief quotations embodied in critical articles and reviews.

Originally published in Japan in 2014 by SB Creative Corp.
Korean Translation Copyright © 2015 by Mati books
Korean edition is published by arrangement with SB
Creative Corp. through BC Agency.

ISBN 979-11-86000-13-7
값 9,800원

"사방팔방 책 읽는 소리"
안테나는 도서출판 마티의 명랑 브랜드입니다.